OPAS HOIVA-AVUSTAJILLE

EEVA TOKOLA

OPAS HOIVA-AVUSTAJILLE

BoD – Books on Demand, Helsinki

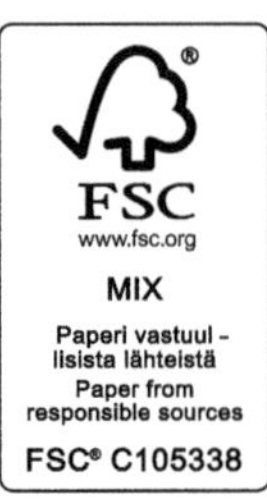

Piirrokset: Riikka Savela, Emilia Hablani

Kustantaja: BoD – Books on Demand, Helsinki, Suomi

Valmistaja: BoD – Books on Demand, Norderstedt, Saksa

ISBN: 978-952-80-05054-4

SISÄLLYS

OSA 2. OHJEITA ASIAKASRYHMIEN AVUSTAMISEEN

MIKSI TÄMÄ KIRJA

Suomessa on tällä hetkellä 65 vuotta täyttäneitä 1,3 miljoonaa. Muutaman vuoden päästä joka neljäs vastaantulija on yli 65-vuotias. Samalla muistisairaiden määrä ja hoivan tarve lisääntyy. Meillä on arviolta 350 000 omaishoitotilannetta, jossa puoliso, lapset tai palkattu avustaja avustaa päivittäin arjen sujumisessa pitkäaikaissairasta, usein iäkästä omaistaan tai läheistään. Myös eri ikäiset ja eri lailla vammautuneet ihmiset tarvitsevat toisen ihmisen apua korvaamaan vamman aiheuttamia puutteita voidakseen opiskella, harrastaa ja käydä työssä.

Lokakuun 2020 alusta vanhuspalvelulaissa säädetään sitovasti henkilöstömitoituksesta iäkkäiden henkilöiden tehostetussa palveluasumisessa ja vanhainkodissa. Hoiva-avustajat sisältyvät välitöntä asiakastyötä tekevään henkilöstöön siltä osin kuin heidän työnsä sisältää asiakkaiden perustarpeisiin vastaamista, kuten avustamista ruokailussa, peseytymisessä, pukeutumisessa ja wc-käynneillä.

Oppaan ensimmäisessä osassa kuvataan yksityiskohtaisesti piirroskuvien avulla, miten avustetaan henkilökohtaisissa toiminnoissa, kuten liikkumisessa, pesuissa, wc-käynneillä jne. Toisessa osassa kerrotaan muistisairaiden ja vammaisryhmien avustamisen erityispiirteistä. Vuoden 2016 Hoitoa ja huolenpitoa-oppaan tiedot on päivitetty tähän oppaaseen.

Hoiva-avustajan koulutus rakentuu lähihoitajan tutkinnon osista, joten tämän koulutuksen jälkeen voi jatkaa lähihoitajan opintoja. Ammatille tulee olemaan tilausta tulevaisuudessa.

Kirja soveltuu oppikirjaksi hoiva-avustajan, henkilökohtaisen avustajan ja kodinhuoltajan koulutuksiin ja työhön sekä käsikirjaksi ikäihmisten perhehoitajille ja omaishoitajille.

Raahessa, marraskuussa 2021
Eeva Tokola, Sairaanhoitaja, terveydenhuollon maisteri, sote-alan kouluttaja, tietokirjailija

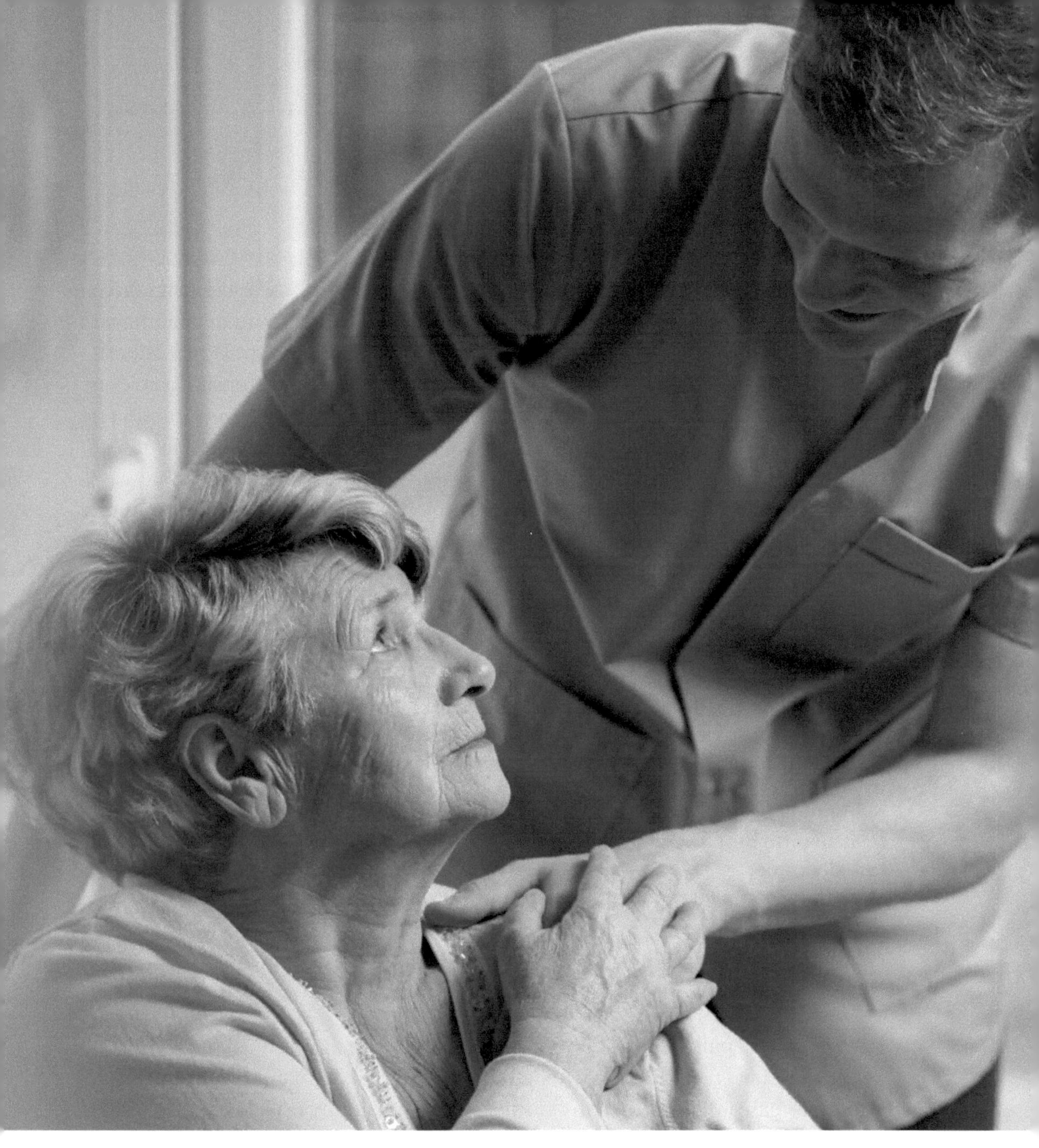

OSA 1. AVUSTA OIKEIN

AVUSTAMINEN PALKKATYÖNÄ

Jokainen tarvitsee jossakin elämänsä vaiheessa toisen ihmisen apua. Avun tarve on suurinta lapsuudessa ja vanhuudessa. Monet sairaudet ja vammat aiheuttavat lisääntyvää tarvetta toisen ihmisen apuun. Eri-ikäiset vammaiset ja pitkäaikaissairaat tarvitsevat apua kodin ulkopuolella liikkumiseen, harrastuksiin, asioiden hoitamiseen, kotitöihin tai jopa jokapäiväisten henkilökohtaisten toimintojen suorittamiseen. Naapuri- ja ystäväavulle on tunnusomaista vapaaehtoisuus ilman pakkoa tai velvollisuutta. Auttaja ei tavoittele rahallista korvausta tai vastapalvelua. Apua annetaan omien voimavarojen puitteissa ja oman aikataulun mukaan. Avun antamisen vaikuttimena on auttamisen halu, halu olla hyödyksi.

Toisen auttaminen voi olla myös ammatti, työ, elannon lähde. Tehdystä työstä saa palkkaa ja työn tekemiseen liittyvistä ehdoista sovitaan tekemällä työsopimus työnantajan ja työntekijän välillä. Työnantaja (työn antaja) määrittelee työtehtä-vät, jotka hän teettää työntekijällä (työn tekijällä) rahallista korvausta eli palkkaa vastaan. Kirjallinen, molempien osapuolten allekirjoittama työsopimus (sopimus työstä) sitoo molempia ja samalla määrittää molemmille tiettyjä oikeuksia ja velvollisuuksia. Oikeudet ja velvollisuudet merkitsevät vastuuta. Lyhyesti: työnantaja vastaa työnantajavelvoitteistaan, kuten palkan ja siihen liittyvien työnantajavelvoitteiden maksamisesta, työolosuhteiden ja työvälineiden turvallisuudesta. Työntekijä vastaa mm. siitä, että tekee työsopimuksella sovitut työtehtävät ajallaan ja ammattitaitoisesti sekä pitää salassa työssä saamansa tiedot.

Henkilökohtaisena avustajana

Usein miten palkkatyönä tehtävässä toisen henkilön avustamisessa on kyse vammaisen henkilön henkilökohtaisena avustajana toimimisesta. Vammais-palvelulain mukaan kunnan on järjestettävä vaikeavammaiselle ihmiselle henkilökohtaista apua, joka mahdollistaa itsenäisen elämän opiskeluineen, työssäkäynteineen, harrastuksineen jne. Henkilökohtainen avustaja antaa apua niissä toiminnoissa, jotka vammainen tekisi itse, mutta ei vamman tai sairauden vuoksi itse selviydy niistä. Avun tarkoitus on auttaa vaikeavammaista omien valintojensa toteuttamisessa niin kotona kuin kodin ulkopuolella.

Jos vammainen tarvitsee jonkun sairautensa vuoksi esim. lääkärin hoitoa tai kuntoutusta, hän käyttää samoja terveyspalveluita kuin ei-vammaiset kuntalaiset käyttävät. Esim. lääkärissä ja tutkimuksissa käynteihin vammainen voi tarvita henkilökohtaista avustajaa. Henkilökohtaista apua myönnettäessä arviointiperusteena käytetään vammaispalvelulaissa mainittua jokaisen oikeutta välttämättömään huolenpitoon eli ihmisarvoisen elämän edellyttämään turvaan ja riittäviin palveluihin. Vaikeavammaisena pidetään lain mukaan henkilöä, jolla vammansa tai sairautensa vuoksi on pitkäaikaisia (yli vuoden) vaikeuksia suoriutua tavanomaisen elämän toiminnoista. Oikeus palveluihin arvioidaan jokaisen kohdalla yksilöllisesti ja toimintakykyisyyttä verrataan vastaavaan ei-vammaiseen saman ikäiseen. Kehitysvammaiset, näkö- ja kuulovammaiset, CP-vammaiset ovat tyypillisiä henkilökohtaisen avun saajia, ts. he käyttävät subjektiivista oikeuttaan saada henkilökohtainen avustaja jokapäiväisen elämänsä toimiin. Subjektiivinen oikeus johonkin palveluun tarkoittaa käytännössä sitä, että kunnan on järjestettävä laissa määrätyt palvelut varatuista määrärahoista riippumatta. Esim. terveyspalvelut kuuluvat ns. harkinnanvaraisiin kunnallisiin palveluihin, joita järjestetään talousarvioon varattujen määrärahojen puitteissa.

MITEN HENKILÖKOHTAISTA AVUSTAJAA HAETAAN?

1. Hakija tekee kirjallisen hakemuksen kunnan vammaispalveluihin; liitteenä lääkärin lausunto.

2. 7 arkipäivän kuluessa vammaispalveluista tehdään arvioiva kotikäynti. Siinä arvioidaan hakijan toimintakykyä ja arjesta selviytymistä; päähuomio on siinä, miten vamma vaikuttaa arkeen; diagnoosi ei ole keskeinen tekijä.

3. Päätös vaikeavammaisuudesta perustuu moniammatillisen tiimin (fysio- ja toimintaterapeutti, lääkäri, kotihoidon sairaanhoitaja, opettaja jne.) arvioon.

4. Päätöksen henkilökohtaisen avustajan viikkotuntimäärästä ja tehtäväalueista tekee vammaispalvelun viranhaltija.

5. Päätös henkilökohtaisen avun myöntämisestä kirjataan vaikeavammaiselle laadittavaan tai olemassa olevaan palvelusuunnitelmaan.

6. Viranhaltijan päätökseen voi hakea muutosta.

VAIKEAVAMMAINEN VOI SAADA HENKILÖKOHTAISENA APUNA:

1. Kuljetuspalvelun, esim. taksikyydin ja siihen liittyvää saattajapalvelun 18 matkaa kuukaudessa oman kunnan alueella.

2. Palveluasumisen, jos tavanomaisista elämän toiminnoista ei suoriudu normaalissa asumismuodossa.

3. Asunnon muutostyöt sekä asuntoon kuuluvat kiinteät välineet ja laitteet, esim. kulkuun itsenäisesti sisään ja ulos, ovien aukaisuun, ovien lukkojen avaamiseen, television katseluun ja radion kuunteluun, ovikellon kuulemiseen, valaistukseen yms. ympäristön hallintaan liittyvät laitteet ja välineet.

4. Päivätoimintaa, esimerkkinä kehitysvammaisten päivätoimintakeskukset.

VAIKEAVAMMAISTA AVUSTETAAN HÄNEN OMIEN VALINTOJENSA MUKAAN:

1. päivittäisissä toimissa, kuten peseytymisessä, ruokailussa, wc-toiminnoissa jne.;

2. ulkopuolisessa asioinnissa, esim. kaupassa ja pankissa käynneissä tai viranomaisasioinnissa,

3. työssä ja opiskelussa,

4. harrastuksissa,

5. yhteiskunnallisessa osallistumisessa ja

6. sosiaalisen vuorovaikutuksen ylläpitämisessä.

NELJÄ TAPAA JÄRJESTÄÄ HENKILÖKOHTAINEN AVUSTAJA VAIKEAVAMMAISELLE:

1. *Työnantajamalli,* jossa vaikeavammainen itse etsii ja valitsee haluamansa henkilön avustajakseen ja toimii itse työnantajana työsopimuslakia noudattaen (määrittää työtehtävät, viikkotuntimäärä em. viranomaispäätöksen puitteissa, tekee työsopimukseen, maksaa palkan ja huolehtii kaikista lakimääräisistä työnantajavelvoitteista). Kunta korvaa palkkauksesta aiheutuneet kulut päätöksen laajuudessa.

2. *Sijaismaksujärjestelmä*, jossa kunta huolehtii palkanmaksun niin, että työnantajuus säilyy vaikeavammaisella itsellään. Kunta ohjaa avustajan palkkaukseen liittyvissä tehtävissä.

3. *Palvelusetelimalli*, jossa vaikeavammainen voi ostaa haluamaansa palvelua kunnan osoittamilta yksityisiltä palvelujen tuottajilta. Kunta antaa palvelusetelin, joka oikeuttaa esim. 20 viikkotuntiin henkilökohtaista apua.

4. *Ostopalvelusopimus*, jossa kunta antaa maksusitoumuksen kunnan osoittamalle palveluntuottajalle, joka on silloin henkilökohtaisen avustajan työnantaja.

Vammaispalvelulain hengen mukaisesti vaikeavammaisen tulee kyetä itse määrittelemään tarvitsemansa apu. Avustajan palkkaamisprosessi käynnistyy kunnan antaman myönteisen palvelupäätöksen jälkeen. Saamansa palvelupäätöksen määrittelyn mukaan vammainen voi esimerkiksi etsiä itselleen henkilökohtaista avustajaa päivittäisiin henkilökohtaisiin toimiin sekä kotona että kodin ulkopuolella. Vaikka kunta maksaa palvelun, kunta ei palkkaa henkilökohtaista avustajaa, vaan vammainen henkilö itse etsii sopivan avustajan ja palkkaa hänet. On tärkeää mieltää, että vaikeavammainen on työn antaja. Hän määrittää, mitä odottaa erilaisissa tilanteissa: mitä haluan avustajan tekevän ja miten haluan hänen tekevän. Avustajaa hakiessaan hän miettii valmiiksi, millaisia tilanteita hänen arjessaan tulee.

Olennaista on oivaltaa, että työntekijän on lähtökohtaisesti noudatettava työnantajansa ohjeita työtä tehdessään, ts."sen lauluja laulat, jonka leipää syöt". Vaikka kunta päättää henkilökohtaisen avun antamisesta, niin avustamistyön työn sisällöllinen ohjaus ja opastaminen kuuluvat vammaiselle itselleen. Molemminpuolisen luottamuksen säilymiseksi on tärkeää, että henkilökohtaisena avustajana toimiva henkilö on lojaali työnantajalleen. Kun hänelle tulee työhönsä liittyviä kysymyksiä, hän ottaa yhteyttä työnantajaansa, ei kuntaan. Esim. sairauslomatodistus toimitetaan työnantajalle, avustettavalle vammaiselle itselleen. Kunta edellyttää, että työnantajana toimivat vammaiset noudattavat työsopimuslakia ja kuuluvat työnantajaliittoon, HETA-liittoon. Henkilökohtaisen avustajan työehtosopimus on HETA-liiton työnantajien ja JHL:n (työntekijäliiton) solmima valtakunnallinen työehtosopimus, jonka määräykset säätelevät molempien osapuolten toimintaa työsuhteessa

Henkilökohtaisen avustajan työnkuvasta

Avustettavan ajatus ja mieli – avustaja toteuttaa sen avustettavan puolesta, ts. avustaja auttaa vaikeavammaista toteuttamaan elämässään sen, mitä hän itse tekisi ilman vammaa. "Jos on sokea, avustaja toimii silmänä; jos jalaton, avustaja lainaa jalkojaan". Ideana on korvata ainoastaan vamman aiheuttamaa puutosta. Avustaja on vammaisen ihmisen fyysinen jatke silloin, kun vamma estää itse tekemisen, olla kätenä ja jalkana. Tärkeintä avustajan on oivaltaa olla taka-alalla, mutta kuitenkin tarvittaessa käytettävissä.

Esimerkkejä työtilanteista henkilökohtaisena avustajana:

» *Jos perheeseen tulee vieraita, avustaja voi siirtyä toiseen huoneeseen ja tulla tarvittaessa avustamaan vammaista siinä, missä pitää. Hän ei ole perheenjäsen eikä hän osallistu kes-kusteluun yms.*

» *Terveyskeskuksessa asioidessa puhekykyinen vammainen itse hoitaa asiansa, keskustelee lääkärin kanssa jne. Avustaja ei puhu puhekykyisen avustettavan puolesta missään olosuh-teissa.*

» *Jos avustettavalla on esim. aivohalvaukseen liittyvä afasia eli kyvyttömyys tuottaa puhetta, (vaikka puheen ymmärtäminen on jäljellä), avustaja on mukana toimintaterapeutin luona saamassa kuvakortteja ja puheharjoitusohjeita. Työtehtäviin kuuluu huolehtia kotona puheharjoituksista.*

» *Aivohalvauksen jälkeen saattaa esiintyä oman kehon tai ympäristön huomiotta jättämistä, jossa sairas ei huomioi toista kehon puoliskoaan. Hän voi esim. pestä vain oikean puolen kasvoistaan tms. tai kävelee huomaamattaan portaisiin ja vahingoittaa itseään. Avustaja on silmänä ja huolehtii turvallisuudesta.*

» *Jos vammaisella esiintyy esim. epilepsiaan liittyviä kouristuskohtauksia, avustaja antaa kohtauslääkkeen. Avustajalle on tämä opetettu ja kirjattu tehtäväkuvaan.*

» *Cp-vammainen lapsi käy koulua, henkilökohtainen avustaja avustaa koulumatkoilla ja tunnilla jne.*

» *Vaikeavammainen kulkee luentomatkoilla ympäri maata, henkilökohtainen avustaja avustaa matkustamisessa, hotellissa majoittumisessa yms.*

» *Noin 30-vuotias kehitysvammainen, joka asuu palveluasunnossa itsenäisesti: hänellä voi olla vapaa-ajan avustaja, joka avustaa elokuvissa, pesäpallo-otteluissa, uimassa jne.*

» *Avustaa CP-vammaista perheenäitiä lasten hoidossa, ruuanlaitossa, siivouksessa, pyykinpesussa, pankkiasioiden hoidossa jne.*

Avustajan työnkuva vaihtelee avustettavan vammaisuuden asteen ja vamman laadun mukaan. Avustettavan ja avustajan "kemioiden olisi hyvä natsata", sopia yhteen. Olennaista on tilanteenmukaisuus ja joustavuus: "tässä ja nyt – valmius" toimia ja avustaa. Tärkeintä on avustettavan kunnioittaminen "omavaltaisena" persoonana ja yksityisyyden kunnioittaminen. Taito kuunnella ja "kuulostella" tilanteen ilmapiiriä, tunnelmaa, avustettavan mielialaa jne. Joskus tarvitaan erityistaitoja, kuten ajokortti, englannin tai viittomakielen taito tms. Pitää olla samanaikaisesti riittävän lähellä, mutta riittävän kaukana. Jos avustajalla on oma huone, hän päivystää siellä. Perhe elää omaa elämää ja avustaja tulee kutsuttaessa. Työssä avustaja puhuu, vastaa, kun avustettava puhuu ensin. Esimerkiksi kun avustaja jää työpaikalla yksin kahviporukkaan avustettavan poistuessa, hän ei osallistu keskusteluun avustettavansa puolesta – hän ei ole työyhteisön jäsen. On tärkeää sopia etukäteen, miten avustaja vastaa esim. omaisten tiedusteluihin.

Henkilökohtaisena avustajana ollaan tiiviisti yhdessä ja yhteentörmäyksiltä ei voi välttyä. On tärkeää muistaa, ettei kukaan tahallaan aiheuta hankaluuksia. Toisaalta kukaan ei tahallaan halua epäonnistua työssään. Jokaisella on oma näkökulmansa asioihin. Molemmin puolin on tärkeää pukea kritiikki omaksi toiveeksi ja ilmaista se myönteisesti. Suhteellisuuden taju on hyvä aina säilyttää ja huumorilla selviää monesta kiperästä tilanteesta kasvojaan menettämättä. Epäonnistuakin saa, kenenkään ei tarvitse olla täydellinen. Oikealla asenteella selviää pitkälle.

Avustajana omaishoidettavalle, pitkäaikaissairaalle vanhukselle, tilapäistä henkilökohtaista apua tarvitsevalle

Avustajan palkkaukseen voi saada kotitalousvähennystä, kun palkkaa itse tai lapset palkkaa apua tarvitseville vanhemmilleen avustajan. Ks. www.vero.fi. Omaishoitajat voivat saada sijaisapua tarvittaessa tai jatkuvasti palkkaamalla avustajan. Nuoren kannattaa työnhakijana ollessaan mainita henkilökohtaisen avustajan tehtävän lisäksi myös valmius kaikenlaisiin avustustehtäviin. Kun saa kokemusta toisen ihmisen avustamisesta, voi tuleva ammattialakin selkiintyä.

TYÖSOPIMUS

Aina, kun tehdään toiselle henkilölle työtä korvausta vastaan, pitää tehdä työsopimus, mieluiten kirjallisena. Työsopimus on vapaamuotoinen sopimus, joka voi olla myös suullinen sopimus. Työsopimuslain mukaan työnantajan on aina annettava kirjallinen selvitys työteon keskeisistä ehdoista viimeistään ensimmäisen palkanmaksun yhteydessä. Tämä menettely on molempien yhteinen etu, varsinkin avustajan työssä, jossa työtehtävät on kiinteästi riippuvaisia avustettavan päivittäinkin vaihtelevasta toimintakyvystä.

TYÖSOPIMUS ON TYÖNANATAJAN JA TYÖNTEKIJÄN VÄLINEN SOPIMUS

1. suullinen tai kirjallinen
2. työn tekemisestä "työnantajan lukuun" sovittua palkkaa vastaan.
3. Työsopimuksessa sovitaan tulevan työn ehdot:
   a. työtehtävät,
   b. työaika ja lepoajat,
   c. palkkaus sekä
   d. työn kesto,
   e. vuosiloma ja työterveydenhuolto jne
4. Työssä noudatetaan työsopimuslakia.

TYÖSOPIMUS VOI OLLA

1. toistaiseksi, aikaisemmin ns. vakinainen.
2. määräaikainen, tietyn etukäteen sovitun määräajan tai sijaisuuden tms. hoito, jolloin työsuhde päättyy ilman irtisanoutumista määräajan lopussa.

Lue lisää:
> *www.heta-liitto.fi*

Työnantajan ja työntekijän velvollisuudet

TYÖNANTAJAN YLEISET VELVOLLISUUDET

1. maksettava palkka sovitun perusteen mukaisesti,
2. järjestettävä työolosuhteet turvallisiksi tehdä sovittua työtä,
3. puututtava välittömästi työpaikkakiusaamiseen tai muuhun häirintään.

TYÖNTEKIJÄN YLEISET VELVOLLISUUDET TYÖSSÄ

1. tehdä työ huolellisesti ja noudattaa sovittuja työaikoja,
2. kuuliaisuusvelvoite,
3. ettei saa ilman työnantajansa lupaa harjoittaa mitään sellaista toimintaa, joka vahingoittaa työnantajan etua,
4. ei saa kilpailla työantajan kanssa, ns. "kilpailuteko,
5. **pidettävä salassa työnantajansa liike- ja ammattisalaisuudet.**

Suomen työlainsäädäntö määrittelee työntekijän ja työnantajan vastuut määrittelemällä kummankin oikeudet ja velvollisuudet. Työntekijän yleisiin velvollisuuksiin kuuluu tehdä työ huolellisesti ja noudattaa sovittuja työaikoja. Tämä yleinen työn tekemisvelvollisuus koskee kaikkia ammattialoja. Työnantajan antamia työtä koskevia ohjeita ja määräyksiä tulee noudattaa. Työnantajan tulee huolehtia, että työ järjestetään lakien ja viranomaisohjeiden mukaisesti, esimerkkinä työturvallisuusmääräykset. Jokaisella ammattialalla annetaan alan erityislakeihin tai viranomaisohjeisiin perustuvia asiakastyötä koskevia toimintaohjeita. Esimerkiksi vaatimus asiakasasioiden salassapitoon koskee niin sosiaali- ja terveysalojen, peruskoulun, liikuntatoimen, lapsi- ja nuorisotyön työntekijöitä kuin luottamushenkilöitäkin. Sosiaali- ja terveydenhuollossa auttamiseen liittyvät ohjeet ovat asiakkaan palvelu- ja hoitosuunnitelmassa, jota pitää noudattaa. Esimies tai nimetty vastuuhenkilö vastaa siitä, että työolosuhteet ja toimintaohjeet ovat asianmukaiset. Jokainen työntekijä vastaa omasta työsuorituksestaan ja siitä, että noudattaa lakeja ja annettuja toimintaohjeita. Vahingon sattuessa arvioidaan, onko työntekijä noudattanut annettuja ohjeita, ja onko hän toiminut ammattikoulutuksen ja ammatissa hyväksyttyjen ja kokemusperäisesti perusteltujen menettelytapojen mukaan. Se, että työkaveri ei noudata esim. työsuojelumääräyksiä tai asiakkaan hoito-ohjeita, ei vapauta vastuusta.

Kaikissa työsuhteissa työntekijällä on ns. kuuliaisuusvelvoite työnantajaansa kohtaan. Työntekijän on vältettävä kaikkea, mikä on ristiriidassa sen kanssa, mitä häneltä tässä työssä voidaan yleisesti odottaa. Molempien osapuolten, sekä työntekijän että työnantajan on aina otettava huomioon toisen osapuolen etu.

Kolmas yleinen vaatimus työntekijälle ammattialasta riippumatta on se, ettei saa ilman työnantajansa lupaa harjoittaa mitään sellaista toimintaa, joka vahingoittaa työnantajan etua, esim. harjoittaa kilpailevaa toimintaa. Avustajan työssä tämä voisi olla esimerkiksi sitä, että hän avustaa vammaista asiantuntijakonsultointia myyvää yrittäjää. Jos avustaja myöhemmin kopioi suoraan liike-idean ja alkaa kilpailla entisen työnantajansa kanssa samoista asiakkaista, voisi häntä syyttää kilpailusta. Toista palkkatyötä avustajan työn lisäksi voi toki tehdä työnantajan luvalla.

Ja lopuksi: työntekijä ei saa työsuhteen aikana eikä sen loputtuakaan ilmaista sivullisille työnantajansa liike- tai ammattisalaisuuksia. Koska avustamistyö on toisen ihmisen henkilökohtaista avustamista tämän jokapäiväisen elämän toimissa, salassapidon suhteen ollaan yleisesti ottaen hyvin tarkkoja. Henkilön yksityisyyden suoja on Suomessa tarkoin säädeltyä. Henkilötietolaki määrittelee sen perusteet.

TEHTÄVIÄ

1. *Keskustelkaa pareittain työtilanteista, joissa työhön liittyviä yleisiä ohjeita ei noudateta. Miettikää, miksi niitä ei noudateta ja mitä voitaisiin tehdä tilanteen korjaamiseksi.*

2. *Mitä mieltä olette työajan varastamisesta?*

Salassapito ja vaitiolovelvollisuus

Pitää salassa, olla vaiti. Kun uskoudutaan ystävälle, kerrotaan omia henkilökohtaisia salaisuuksia, mikään laki ei velvoita olemaan kertomatta asiaa eteenpäin. Avustajan tehtävissä asia on toisin. Vaikka hän saa tietoonsa hyvinkin arkaluontoisia asioita, niitä ei saa kertoa sivullisille työsuhteen aikana eikä sen jälkeen-kään koskaan. Sivullisia ovat myös avustajan oman perheen jäsenet.

SALASSA PIDETTÄVÄT ARKALUONTOISET ASIAT:

1. autettavasta itsestään ja hänen perheestä,

2. ammatista ja työstä,

3. vakaumuksesta, uskonnosta, poliittisesta tai muusta aatesuunnasta,

4. sukupuolisesta suuntautuneisuudesta,

5. terveydentilasta ja sairaudesta tai vammaisuudesta ja hänen hoidostaan

6. taloudellisesta tilanteesta.

Vaikka työnantaja ei edellyttäisi kirjallista vaitiolositoumusta, jokaista avustajaa sitoo perustuslain ja henkilötietolain sisältö ja henki. Kaikki henkilöä, hänen ominaisuuksiaan tai elinolosuhteitaan koskevat kirjalliset merkinnät, joista henkilö tai hänen perheensä tai samassa taloudessa elävä voidaan tunnistaa, on pidettävä salassa.

Avustaja työskentelee usein asiakkaan kotona. Kirjallisten merkintöjen lisäksi kaikki työn lomassa kuultu asiakasta itseään tai hänen läheisiään koskeva keskustelu on pidettävä salassa. Perustuslaki suojaa jokaisen ihmisen yksityisyyden. Jokaisen yksityiselämä, kunnia ja kotirauha on koskematon. Kirjeen, puhelun ja muun kirjallisen viestin luvaton lukeminen on lain vastaista. Pöydällä voi lojua avonaisia kirjeitä tai laskuja. Niihin ei pidä puuttua, ellei asiakas itse pyydä. Asiakkaan ja omaisten tai vieraiden keskustelu on salassa pidettävää. Kannattaa olla tarkkana, ettei tietämättään riko asiakkaan luottamusta. Sisällöllisesti salassapito = velvollisuus olla vaiti on laaja. Riittää, että tiedot on saatu sellaisissa olosuhteissa, jotka voidaan katsoa luottamuksellisiksi. Asianomaisen ei tarvitse erikseen pyytää salassapitoa. Esimerkkinä harjoittelu- ja työssäoppimisjaksot erilaisissa hoito- ja hoivalaitoksissa. Niiden aikana kuulee omaisten ja henkilökunnan keskustelevan asiakkaita koskevista hyvinkin arkaluontoisista asioista. Ammatti-ihminen tajuaa, mitkä asiat on pidettävä salassa kaikkialla, myös uteliailta naapureilta ja kotona perheenjäseniltä. Kaikki ammattityössä saatu asiakasta ja hänen lähipiiriään koskeva arkaluontoinen tieto on pidettävä salassa. Tämä tarkoittaa, että kaikki epävirallisetkin asiakasta koskevat kirjaukset esim. viestivihkoon, tulee säilyttää sivullisten ulottumattomissa. Kysymys on vakavasta asiasta, sillä rikoslaistakin löytyy kohta, jonka mukaan asiakkaan henkilökohtaisten, arkaluontoisten asioiden paljastaminen sivullisille ilman asiakkaan lupaa on rikos.

Vaitiolovelvollisuus säilyy työsuhteen tai toimeksiantosuhteen jälkeenkin. Asiakkaat ja omaiset ovat viime vuosina aktivoituneet peräämään oikeuksiaan oikeustoimikeinoin; salassapitoon liittyviä asioita ratkaistaessa otetaan huomioon tekemisen tahallisuus. Hyvässä tarkoituksessa, asiakkaan edun nimissä tehty lievä salassapitorike johtaa harvoin pitkälle hallinto- ja oikeuskäsittelyssä. On kuitenkin tilanteita, joissa on velvollisuus ilmaista asiakasta tai hänen perhettä koskevia arkaluontoisia asioita; esimerkkinä vanhuksen tai lapsen pahoinpitely ja kaltoinkohtelu. Avustajan kannattaa kääntyä sosiaalityöntekijän tai muun vastuuhenkilön puoleen aina, kun tilanne avustettavan kotona vähänkin askarruttaa tai painaa mieltä. Hän ratkaisee, pitääkö avustajan tekemien havaintojen perusteella ryhtyä jatkotoimiin.

TEHTÄVIÄ

1. *Keskustelkaa pareittain, millaisia ajatuksia teksti salassapidosta ja vaitiolovelvollisuudesta herättää. Kootkaa fläpille tilanteita, joissa olette havainneet vaitiolovelvollisuuden rikkomista.*

2. *Tutustu www.stm.fi ja www.valvira.fi. Löydät lisätietoja edellä kerrotuista asioita.*

AMMATILLINEN VASTUU

Sana vastuu tuo eri ihmisten mieliin erilaisia merkityksiä. Vastuunsa tunteva (vastuuntuntoinen) tekee sen mitä lupaa. Hän tekee työn niin hyvin kuin osaa, kuin itselleen. Vastuuseen liittyy tilintekovelvollisuus. Jos tekee virheen, joutuu tekemään tiliä. Usein ajatellaan, että kun ei tee virhettä, ei ole vastuussa tekemisestään. Myös työtehtäviensä laiminlyönnistä, tekemättä jättämisestä joutuu vastuuseen. Herää monia kysymyksiä:

> **KENELLE OLEN TILIVELVOLLINEN?**
> **MISTÄ OLEN VASTUUSSA?**
> **MISTÄ MINUN ON TEHTÄVÄ TILIÄ, MILLOIN JA KENELLE?**
> **MINKÄ TEKEMÄTTÄ JÄTTÄMISESTÄ JOUDUN VASTUUSEEN?**

Ammattiin liittyvä eettinen vastuu

Hyvän ammattikoulutuksen aikana samaistutaan ammattiin ja ammattitovereihin. Ammattiin valmennuksen, koulutuksen ja työkokemuksen aikana jokaiselle tulisi kasvaa sisäinen ammatillinen omatunto. Ammattilaiselle omatunto sanoo, miten ammattityö tehdään hyvin: mikä on väärin ja mikä oikein. Ammattitaitoisella työntekijällä on sisäinen valvontajärjestelmä, joka kertoo, milloin toimii väärin asiakasta, työtoveria, työyhteisöä, työnantajaa, yhteiskuntaa tai omaa itseään kohtaan. Ammattikoulutuksessa ja työhön valmennuksessa opiskellaan ammatin eettisiä periaatteita, arvoja ja ihmiskäsityksiä. Vastuuseen opitaan myös kokemusten ja mallioppimisen kautta. Ammatillis-eettisen omatunnon säännöt siirtyvät hiljaisena tietona vanhemmalta, kokeneelta työntekijältä nuoremmalle ja päinvastoin. Eri aikakausina korostetaan erilaisia työn tekemisen arvoja. Ennen auttamistyössä asiakkaan asiat olivat työaikana ensimmäisenä. Omia henkilökohtaisia asioita ei käsitelty työaikana. Nykyään asiaa tarkastellaan tasapuolisemmin. Jatkuva uhrautuminen ja omista tarpeista luopuminen uuvuttaa työntekijän. Toisaalta äärimmäinen itsekkyyskin kuluttaa voimia. Ulkokohtaisesta ja pinnallisesta asiakkaan asioihin paneutumisesta seuraa, että asiakkaan ja työntekijän välille ei muodostu inhimillistä kohtaamista. Sekä asiakas että työntekijä jää paitsi siitä liikkuvasta inhimillisestä energiasta, joka virtaa, kun auttamistapahtuma toimii parhaimmillaan.

Auttamistyön ydin on toisen ihmisyyden ja itsestä määräämisen kunnioittaminen. Nämä kaksi eettistä periaatetta luovat pohjan asiakkaan hyvälle kohtelulle ja asiakaslähtöiselle auttamiselle. Tunnusomaisia piirteitä ovat asiakkaan oman tahdon kuuleminen ja kunnioittaminen, omien tapojen ja tottumusyten huomioiminen ja noudattaminen mahdollisuuksien mukaann ammatin rajojen puitteissa. Ammatti-ihminen ei voi toimia asiakkaan tahdon mukaan silloin, kun toiminta olisi vastoin lakia.

Asiakkan ja potilaan oikeudet

ASIAKKAAN JA POTILAAN OIKEUDET SOSIAALI- JA TERVEYDENHUOLLOSSA:

1. Oikeus saada hoitoa ja palvelua määräajassa.

2. Laadittava hoitosuunnitelma ja palvelusuunnitelma.

3. Asiakirjat ovat salassa pidettäviä. Oikeus tarkistaa itseään koskevat merkinnät.

4. Oikeus tehdä muistutus, kantelu tai valitus, jos on tyytymätön hoitoon tai palveluun.

Apua tarvitsevan on saatava sosiaali- ja terveydenhuollon palvelua laissa säädetyssä ajassa. Terveydenhuollossa on säädetty määräajat, joiden kuluessa kiireellistä tai kiireetöntä hoitoa tarvitsevan on päästävä hoitoon. Puhutaan hoitotakuusta. Sosiaalipalveluissa on vastaava määräys määräajoista, jonka kuluessa on saa-tava kiireellistä sosiaalipalvelua ja käsiteltävä kiireetön avun tarve. Hoivatakuu takaa 75 vuotta täyttäneille vanhuksille avun tarpeen kartoituksen 7 vuorokauden kuluessa palvelupyynnön esittämisestä.

Sosiaalipalveluja saavalle asiakkaalle on *laadittava palvelusuunnitelma.* Terveydenhuollossa vastaava on nimeltään hoitosuunnitelma. Hoitoa ja palvelua koskevat suunnitelmat on laadittava yhteisymmärryksessä asiakkaan ja potilaan kanssa.

Sosiaali- ja terveydenhuollon asiakirjat ovat salassa pidettäviä. Asiakkaalla ja potilaalla on oikeus tietää, mihin hänen tietojaan käytetään. Hänellä on oikeus tarkastaa itseään koskevat asiakirjamerkinnät.

Asiakasasiakirjoihin kirjaaminen tarkasti ohjeistettu. Kaikilla ammattiryhmillä ei siis ole oikeutta päästä näkemään ja kirjaamaan asiakkaan asiakirjoihin. Esimerkiksi laitoshuoltaja sairaalassa tai hoiva-avustaja kotihoidossa eivät saa ilman lääkehoidosta vastaavan lääkärin kirjallista lupaa kirjata avustamistyössä saamiaan asiakasta koskevia havaintoja ja tietoja. Potilaan ja asiakkaan asiakirjoja voivat käsitellä ja kirjata niihin tietoja vain sosiaali- ja terveydenhuollon ammattihenkilöt- eivät kaikki samassa työyksikössä työskentelevät.

Jos sosiaali- ja terveyspalveluja saava *asiakas on tyytymätön saamaansa kohteluun, hoitoon tai palveluun* ja niitä koskeviin päätöksiin, hänellä on oikeus tehdä muistutus, kantelu tai valitus. Jos asiakas tai potilas kokee tulleensa väärin tai epäasiallisesti kohdelluksi, hän voi tehdä muistutuksen toimintayksikön esimihelle. Jos asiakas kokee, ettei ole saanut tarvitsemaansa sosiaalipalvelua, asiakas voi hakea muutosta viranhaltijan päätökseen (tehdä oikaisuvaatimus). Viranhaltijoiden on käsiteltävä kirjallisina jätetyt muistutukset ja muutoksenhaut kohtuullisessa ajassa. Asiakkaalla on oikeus saada kohtuullisessa ajassa tieto, millaisiin toimenpiteisiin muistutuksen johdosta on ruhdytty. Jos asiakas ei ole tyytyväinen muistutukseen tai oikaisuvaatimukseen annettuun vastaukseen, hän voi kannella aluehallintovirastoon (AVI). Potilasasiamies ja sosiaaliasiamies selvittelevät yhdessä asiakkaan kanssa tilannetta ja antavat neuvoja , miten asiaa voi viedä eteenpäin. Sosiaali- ja terveysministeriö (STM) ei käsittele muistutuksia, kanteluita tai valituksia.

Myös terveyspalveluihin tyytymätön asiakas voi tehdä muistutuksen toimintayksikön esimiehelle.

TEHTÄVIÄ

1. *Tutustu oman kuntasi sosiaaliasiamiehen ja potilasasiamiehen tehtäviin.*

2. *Vaihtakaa kokemuksianne sosiaalipalveluista ja/tai terveydenhuoltopalveluista asiakkaana tai potilaana em. oikeuksien toteutumisen kannalta.*

Avustamistyön eettiset periaatteet

**IHMISARVO, ITSEMÄÄRÄÄMISOIKEUS,
AMMATILLINEN YHTEISTYOIMINTA, SALASSAPITO JA
YKSITYISYYS**

TEHTÄVIÄ

1. *Lue tarkemmin periaatteiden sisällöstä www.asistentti.fi*

2. *Keskustelkaa vaikeavammaisten itsemääräämisoikeudesta. Toteutuuko se nyky-yhteiskun-nasta?*

TEHTÄVIÄ

1. *Mitä ajatuksia herää edellä olevan tekstin perusteella avustajan työstä?*

2. *Keskustelkaa ensin pareittain ammatillis-eettisestä vastuusta ja valitkaa yksi omakohtai-nen kokemus tai kiinnostava aihe, jonka tuotte pienryhmään yhteiseen keskusteluun.*

- "Olla riittävän lähellä, mutta riittävän kaukana"

- Avustaja on taka-alalla, mutta käytettävissä

Avustettava päättää,
- mitä tehdään,
- missä tehdään,
- milloin tehdään,
- miten tehdään.

Luku 2. Yleisiä periaatteita avustamistehtävien suorittamiseen

TOIMI HYGIEENISESTI – EHKÄISE TARTUNTOJEN LEVIÄMINEN

Miten sairaudet tarttuvat?

Kun ihminen sairastuu esim. hengitystietulehdukseen, hän on saanut tartunnan toiselta ihmiseltä, joka aivastelee ja yskii, ts. hän levittää tulehduksen aiheuttajia ilmaan. Tartunta tarkoittaa tautia aiheuttavien pieneliöiden (mikrobien) siirtymistä ihmisestä toiseen. Tartunnan lähteenä voi olla myös eläin. Pieneliöt siirtyvät tartunnan lähteestä ihmiseen suoraan kosketuksen tai epäsuorasti ilman, lima- tai pölypisaroiden tai esineiden välityksellä. Joskus ihminen saa tartunnan eläimen välityksellä, esimerkkinä punkin purema. Tartunnan "välittäjäaineena" voi toimia mikrobeja sisältävä elimistön erite (kuten ihonhilse, yskös ja sylki, märkä ja haavaerite, virtsa ja uloste), kudos ja veri. Porttina, josta taudinaiheuttaja pääsee elimistöön, toimii rikkoontunut iho, useimmiten haava tai tiputuskanyyli (verisuoneen asetettu muovineula), hengityslaite tai virtsatiekatetri (virtsaputken kautta asetettu muoviputki).

Luonnossa, ilmassa, vesissä, tavaroissa ja kaikkialla ympärillämme on koko ajan paljon tautia aiheuttavia pieneliöitä, joita ei voi välttää. Niitä on runsaasti ovenkahvoissa, wc-istuimessa, vesihanoissa ja jäteastiassa. Ammattikielessä sanotaan, että em. pinnat ovat kontaminoituneita, epäpuhtaita: niissä on tautia aiheuttavia pieneliöitä. Yskiessä ja aivastaessa taudinaiheuttajia joutuu ilmaan ja siitä kanssaihmisten hengitysteihin. Ihminen ei aina sairastu, vaikka tautia aiheuttavia pieneliöitä joutuukin elimistöön. Ne eivät aiheuta sairauksia terveessä ihmisessä. Ihmisellä on luontainen vastustuskyky, joka perustuu hyvään yleiskuntoon ja ravitsemukseen. Terve ja ehjä iho ja limakalvot suojaavat elimistöä pieneliöitä vastaan, samoin sylki, mahalaukun hapot, hen-

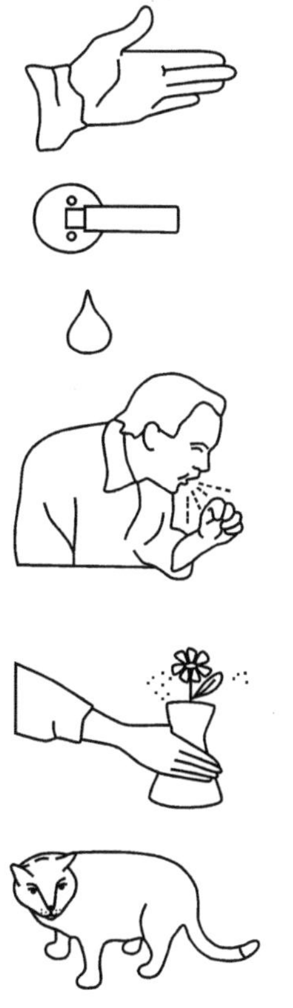

Tautien tarttumistiet

gitysteiden värekarvat ja nenän karvat. Vastustuskykyä heikentävät stressi, sairaudet, tapaturmat, jotkut lääkkeet, (kuten antibiootit, solumyrkyt ja kortisoni suurina annoksina), leikkaukset ja muut hoitotoimenpiteet, joissa lävistetään iho. Myös ikä vaikuttaa elimistön kykyyn estää sairastumista. Vastasyntyneen elimistö ei ole vielä täysin kehittynyt eikä vanhuksellakaan suojamekanismi toimi aina riittävästi. Vastustuskykyä (immuniteettiä) voi myös lisätä, hankkia rokottamalla tai pistämällä elimistöön valmiita vasta-aineita. Aina ihminen itse ei sairastu, vaikka häneen on tarttunut taudinaiheuttajia. Hän on silloin taudinkantaja ja tartuttaa muita.

Keinoja tartuntojen leviämisen estämiseen avustajan työtehtävissä

ASEPTIIKALLA TARKOITETAAN KAIKKIA MENETTELYTAPOJA, JOILLA PYRITÄÄN VÄLTTÄMÄÄN MIKROBEJA, TAUTIA AIHEUTTAVIA PIENELIÖITÄ.

Aseptiikan menetelmin suojataan elävää kudosta ja kuollutta materiaalia mikrobeilta. Puhdistus, desinfektio ja sterilointi ovat perusmenetelmiä, joiden avulla varmistetaan, etteivät hoitavan/avustavan henkilön kädet, käytetyt tutkimus- ja hoitovälineet tai hoito-/avustamisympäristö aiheuta tartuntavaaraa avustettavalle/hoidettavalle. Puhdistamisella ja desinfioinnilla vähennetään, poistetaan ja tuhotaan iholle, limakalvoille, välineisiin ja ovenkahvoihin ym. kosketuspintoihin tarttuneita taudinaiheuttajia.

ASEPTIIKAN KEINOJA ESTÄÄ TARTUNTOJEN LEVIÄMINEN:

1) Hyvä henkilökohtainen hygienia,
2) Aseptinen työjärjestys,
3) Oikea käsihygienia,
4) Tarkoituksenmukainen suojainten käyttö,
5) Tarkoituksenmukainen välineiden puhdistus ja tilojen siivous

Hyvä henkilökohtainen hygienia

ja asianmukainen ulkoasu ovat osa ammatillisuutta. Tartuntojen leviämisen kannalta avustajan henkilökohtainen hygienia on ensisijaisen tärkeä. Ihmisen iholla on paljon mikrobeja, joko pysyvästi tai väliaikaisesti. Iholla ja limakalvoilla oleva mikrobikasvusto, ns. normaalifloora, suojelee elimistöä ulkoapäin tulevilta taudinaiheuttajilta. Tämän takia pieneliöitä tuhoavia, ns. antiseptisiä puhdistusaineita ei tulisi säännöllisesti käyttää. Neutraali pesuaine, jonka happamuus- eli pH-arvo on lähellä ihon pH-arvoa 7, on suositeltava.

Hyvä henkilökohtainen hygienia vaatii päivittäisen vartalon pesun ja huolellista intiimi- ja suuhygieniaa. Hiuksiin tulee kiinnittää erityistä huomiota, koska hiuksissa ja päänahassa on erityisen paljon mikrobeja. Hiusten koskettelua tulisikin välttää ja pitkät hiukset tulee aina avustamistehtävissä olla kiinnitettyinä. Työssä tulee myös välttää epäpuhtaan ihon koskettelua, esim. näppylöitä tai ihottumaa. Hyvään nenä- ja suuhygieniaan kuuluu suun ja nenän alueen koskettelun välttäminen, oikeat niistämistavat sekä hampaiden säännöllinen puhdistus ja hoito.

Hoito- ja huolenpitotyössä ei käytetä kelloa eikä käsikoruja, sillä niiden alle jää huomattavan paljon mikrobeja, joiden kasvua ihon kosteus ja hikoaminen lisää. Sormuksen alla on Euroopan väkiluvun verran tautia aiheuttavia pieneliöitä, kynnen alla Suomen väkiluku. Erityisesti rakennekynsien on todettu olleen tartunnan lähteenä. Kaula- ja korvakorutkin saattavat kontaminoitua ja kasvoissa olevat lävistykset ovat aina infektio-, eli tulehdusriski, koska ne toimivat porttina pieneliöille päästä elimistöön. Hoitotyössä tulee myös välttää voimakkaita hajusteita.

Hoitolaitoksissa työnantaja kustantaa työasun, suojavaatetuksen. Jos esim. vammainen toimii työnantajana avustajalleen, suojavaatteesta on hyvä sopia työsopimuksessa. Asuntoloissa ja asiakkaiden kotona käytetään usein omia vaatteita. Ne vaihdetaan työvuoron jälkeen kotona pidettäviin vaatteisiin, jottei kotiin kulkeudu työpaikan taudinaiheuttajat. Avustamistyössä kannattaa käyttää muovista suojaesiliinaa, joka voi olla kertakäyttöinen tai asiakaskohtainen. Suojavaate ja esiliina vaihdetaan puhtaaseen aina, kun se on likainen. Virtsaan, ulosteeseen tai muihin eritteisiin tahriintunut suojaesiliina tai -vaate vaihdetaan heti, myös kesken työpäivän. Lyhythihainen työasu mahdollistaa kunnollisen käsienpesun.

On itsestään selvää, ettei sairaana saa mennä työhön, varsinkaan hengitystie-tulehduksen aikana tartuntavaaran vuoksi. Sairaat ja vajaakuntoiset ja iäkkäät asiakkaat saavat helposti tartunnan. Tämän ymmärtäminen on osa ammatillista vastuuta.

ASEPTINEN TYÖJÄRJESTYS TARKOITTAA

1. kotioloissa, että ensin syödään ja otetaan lääkkeet, sitten WC-käynnit alapesui-neen, jne.

2. sairaalassa, että ensimmäisenä autetaan leikkauksesta toipuvaa ja viimeisenä sääri-haava- tai keuhkokuumetta sairastava asiakas.

Tärkeintä on joka hetki tiedostaa periaate: edetään puhtaasta työtehtävästä tai tehtäväkokonaisuudesta likaiseen, ettei kuljeta käsissään tartunnan aiheuttajia.

Aseptinen työskentely tarkoittaa käytännössä, että

1. työtehtävien suorittamisjärjestys suunnitellaan siten, että ensin tehdään puhtain ja viimeisenä likaisin työ. Esimerkiksi aamun auttamistoimista tehdään ensin aamupala, sitten autetaan ruokailussa ja viimeiseksi avustetaan henkilökohtaisen hygienian hoidossa suihkuineen ja vaipan vaihtoineen. Jos asiakas pyytää aamulla ensimmäisenä WC-hen, avustaja laittaa suojaesiliinan ja kertakäyttökäsineet ja desinfioi kätensä käsidesillä lopuksi. Jos samalla käyntikerralla autetaan ruokailussa, henkilökohtaisen hygienian hoidossa ja siivouksessa, edetään mainitussa järjestyksessä.

2. varotaan koskemasta paljain käsin sellaiseen materiaaliin, pintaan tai ihoon, jossa tiedetään olevan taudinaiheuttajia (esim. virtsa, uloste, yskös, haavaerite, eritteiden saastuttama haavasidos tai lattiapintaa jne.).

3. varotaan koskemasta paljain käsin sellaiseen materiaaliin tai kudokseen, jonka tiedetään olevan puhdas tai steriili (esim. lääketabletit, haavasidokset), jotta ei viedä käsistä pieneliöitä steriiliin tarvikkeeseen.

Aseptinen omatunto tarkoittaa, että työntekijä on sitoutunut noudattamaan aina ja joka tilanteessa tartuntojen torjuntakeinoja, ks. luettelo edellä. Toimintaperiaatteet ovat sisäistyneet niin, ettei olla riippuvaisia ulkopuolisesta valvonnasta.

Oikea käsihygienia

Tutkimusten mukaan hoitohenkilöstön kädet levittävät eniten tartuntoja sairaaloissa ja muissa hoitolaitoksissa. Oikealla käsihygienialla estetään taudinaiheuttajien siirtyminen avustajasta asiakkaaseen/potilaaseen ja päinvastoin asiakkaasta avustajaan tai avustajan välityksellä asiakkaasta toisiin asiakkaisiin.

ON KOLME TAPAA HUOLEHTIA KÄSIEN PUHTAUDESTA:

1. hieromalla käsiin alkoholipitoista (70 %) käsihuuhdetta, ns. käsien desinfektiohieronta,
2. pesemällä kädet juoksevalla vedellä ja
3. huuhtelemalla käsiä pelkällä vedellä.

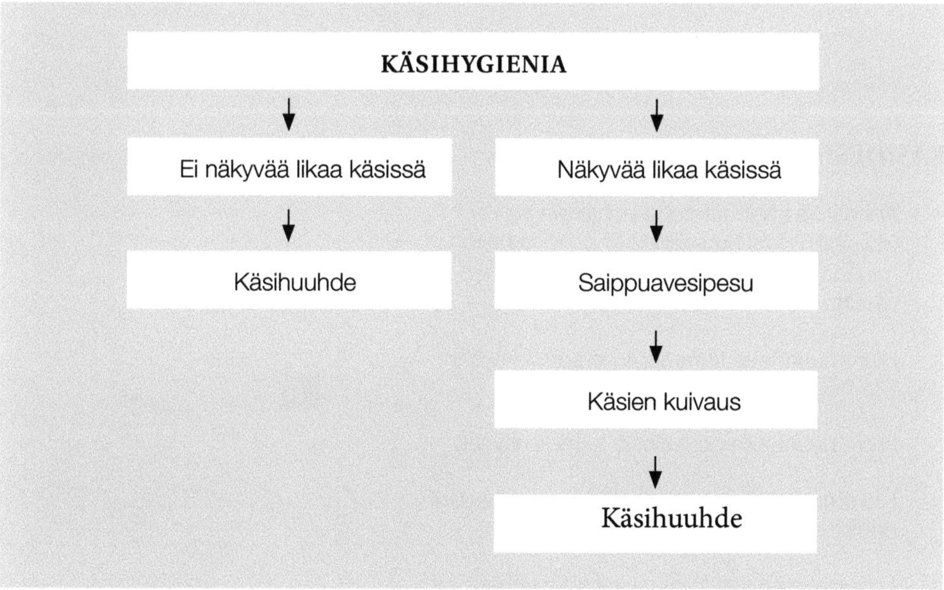

» *Katso lisää: www.youtube / hyvä käsihygienia*

Käsien desinfektiohieronnan tarkoitus on poistaa käsistä potilaan tai ympäristön koskettelusta käsiin joutunut väliaikainen taudinaiheuttajakasvusto (mikrobifloora). Sitä käytetään aina, kun käsissä ei ole näkyvää likaa. Käsihuuhdetta käytetään ennen ja jälkeen jokaisen potilaskontaktin ja aina siirryttäessä työtehtävästä toiseen.

Kädet desinfioidaan hieromalla niihin alkoholihuuhdetta. Huuhdetta on otettava niin paljon, että sen kuivumiseen kuluva hieronta-aika on 20–30 sekuntia. Näin katkaistaan käsien välityksellä tapahtuva tavallisin hoitoon liittyvien infektioiden tartuntatie.

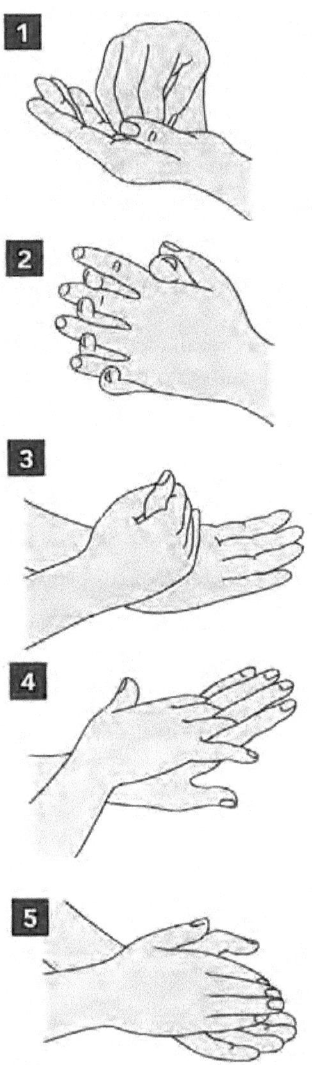

KÄSIDESIN LAITTO

1. Annostele käsihuuhdetta puhtaisiin kuiviin käsiin täysi kourallinen (3–5 ml) ja hiero huuhde erityisen huolellisesti ensin sormenpäihin.

2. Hiero huuhdetta kämmeniin ja sormien väliin. Ota huuhdetta tarvittaessa lisää.

3. Hiero huuhteella peukalot ja kämmensyrjät.

4. Hiero huuhdetta sormien väliin kämmenselän puolelta. Huomioi myös ranteet.

5. Lopuksi hiero käsiä vastakkain niin kauan (20–30 sek.), että kädet ovat kuivat.

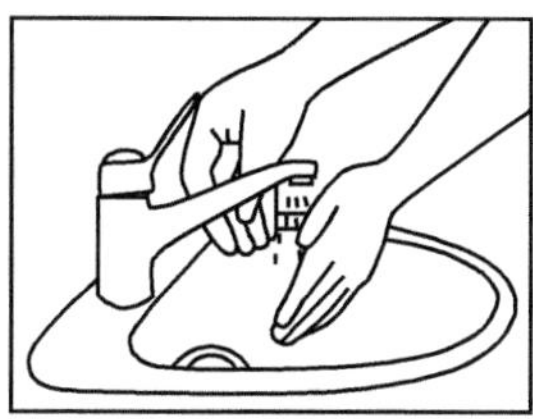

Käsien huuhtelu pelkällä vedellä

Käsien huuhtelu vedellä poistaa runsaasta käsihuuhteen käytöstä aiheutuvan tahmeuden. Kädet huuhdellaan pelkällä vedellä 10–15 sekuntia ja kuivataan kertakäyttöpyyhkeellä. Lopuksi käsiin hierotaan alkoholihuuhdetta eli käsidesiä.

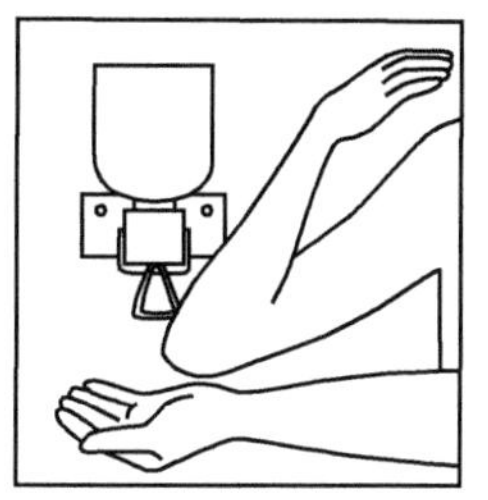

Käsien vesipesu

Kädet pestään nestemäisellä saippualla ainoastaan näkyvän lian poistamiseksi.

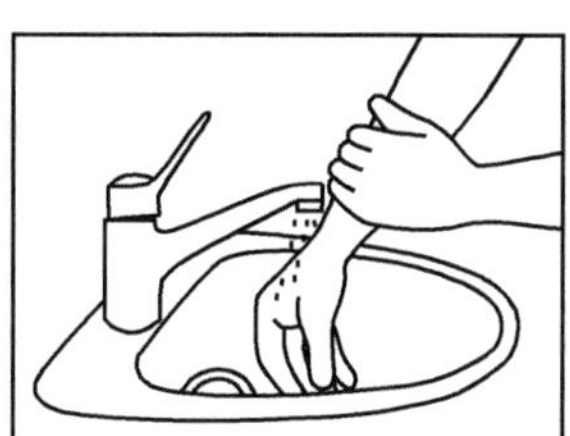

KÄSIEN VESIPESU

1. avaa hana ja
2. säädä vesi sopivan lämpöiseksi
3. kostuta kädet,
4. ota pesunestettä,
5. hiero pesunestettä joka puolelle käsiin 15–30 sek. ajan,
6. huuhtele kädet,
7. kuivaa kädet kertakäyttöpyyhkeellä,
8. sulje hana kertakäyttöpyyhkeellä,
9. lopuksi desinfoi kädet käsidesillä.

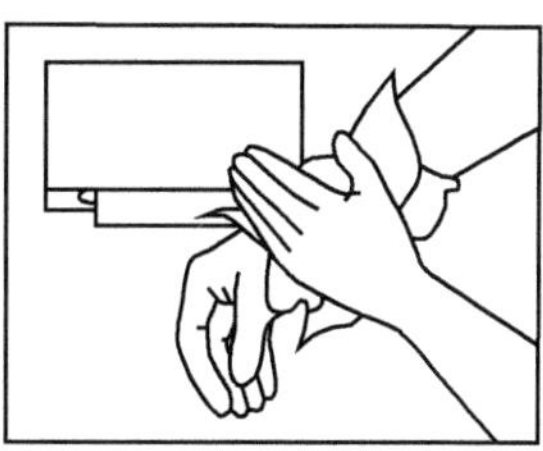

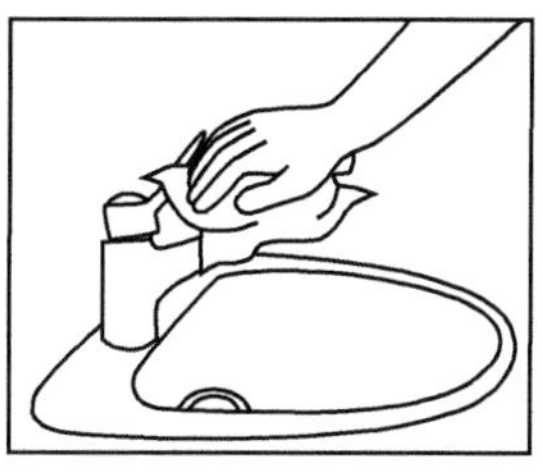

Käsien vesipesu.

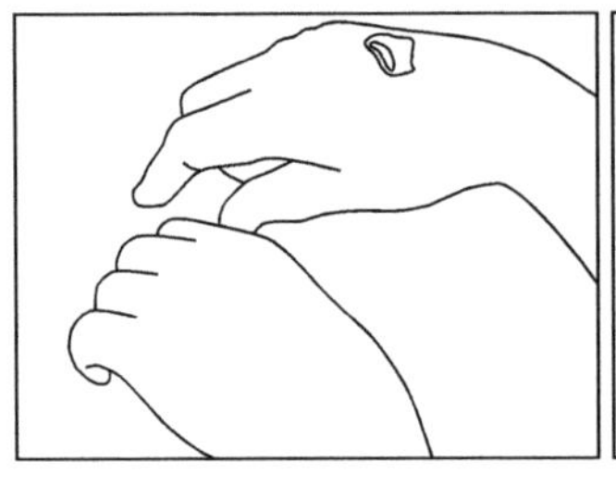 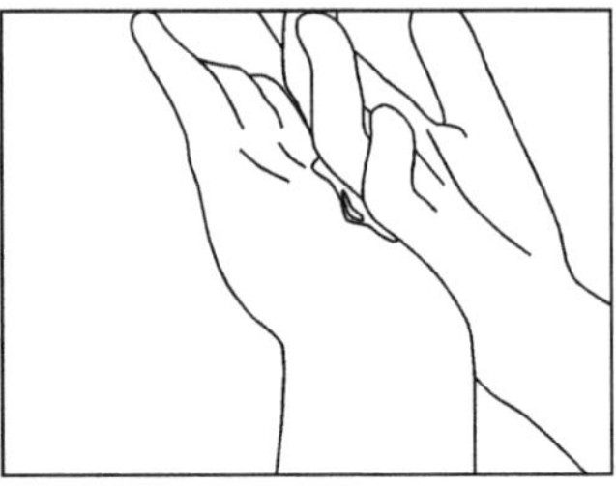

Käsivoiteen laittaminen.

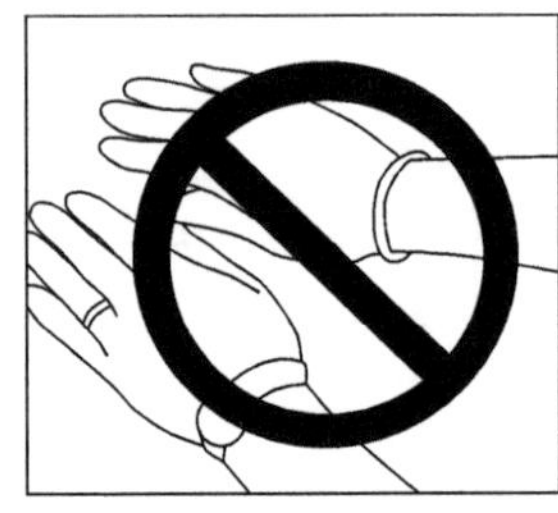

Korut ja rakennekynnet pois!

Käsien ihon hoito

Käsien ihon hyvä kunto estää iho-ongelmia. Jo runsas käsihuuhteen käyttö pitää kädet hyvässä kunnossa, mutta myös käsivoiteita tarvitaan. Varsinkin kuivaihoisille suositellaan säännöllistä käsivoiteiden käyttöä ihon kunnon ja infektioiden torjunnan vuoksi.

Käsikorut, kynsikorut, teko- tai rakennekynnet

Sormuksia, rannekoruja ja rannekelloa ei käytetä asiakastyössä, sillä ne vaikeuttavat hyvän käsihygienian toteutumista. Kynsikorut, teko- ja rakennekynnet ovat kiellettyjä potilastyössä, koska ne estävät oikean käsihygienian toteutumisen ja sen lisäksi tarjoavat mikrobeille otollisen kasvualustan.

Tarkoituksenmukainen suojainten käyttö

Hoito- ja hoivatyössä on auttamistilanteita, joissa tarvitaan käsien, työasun ja kasvojen suojaamista autettavan eritteiltä, kuten ysköksiltä, virtsalta ja ulosteilta ja joissakin tilanteissa veriroiskeelta. Avustajankin tulee käyttää suojaimia suojautuakseen autettavasta peräisin olevilta tartunnoilta.

TAVANOMAISET AVUSTAJAN TARVITSEMAT SUOJAIMET OVAT:

1. Suojakäsineet
2. Suojatakki
3. Kasvosuoja

Suojakäsineitä on monikäyttöisiä ja kertakäyttöisiä. Suojakäsineiden tarkoituksena on suojata potilasta tartunnoilta ja estää infektion (tartunnan) leviäminen hoitajan käsien välityksellä potilaasta toiseen ja ympäristöön. Käsineet tulee vaihtaa aina siirryttäessä toisen potilaan/asiakkaan luo ja tilanteissa, joissa siirrytään likaisesta työtehtävästä toiseen, esim. alapesusta hammasproteesin pesuun).

Nykyisin myös työsuojelullinen näkökulma on tullut entistä tärkeämmäksi. Käsineitä käyttämällä hoitaja suojaa itseään potilaiden aiheuttamilta tartunnoilta. Hoitajan käsiä suojakäsineet suojaavat myös lialta ja desinfektio- ja pesuaineiden ärsyttävältä vaikutukselta. Käsineiden käyttö estää aineiden mahdollisen imeytymisen ihon läpi.

<table>
<tr><td valign="top">

KÄYTÄ TEHDASPUHTAITA KERTAKÄYTTÖKÄSINEITÄ:

1. avustettaessa potilasta virtsaamises-sa ja ulostamisessa,
2. alapesua suoritettaessa,
3. vaihdettaessa vaippaa,
4. hoidettaessa virtsa- tai ulosteavannetta ja sitä ympäröivää ihoa,
5. mitattaessa lämpöä peräsuolesta,
6. suoritettaessa hammasproteesin puhdistamista tai tehostettua suunhoitoa.

</td><td valign="top">

SUOJAKÄSINEITÄ EI TARVITA, JOS AVUSTAJAN KÄSIEN IHO ON EHJÄ:

1. ruokailussa avustamisessa,
2. pitovaatteiden riisumisessa tai pukemi-sessa,
3. hiusten ja vartalon pesussa,
4. ihovoiteen levittämisessä,
5. parran ajelussa,
6. hampaiden pesussa (ellei laita sormiaan asiakkaan suuhun tai pese hammasproteesia),
7. vuoteen sijaamisessa, ellei siinä ole eritteitä: ulostetta, virtsaa,ysköksiä

</td></tr>
</table>

Ehjä, hyvin hoidettu käsien iho suojaa kyllä asiakkaan iholla olevilta normaalilta pieneliökasvustolta. Silloin, kun hoitajan käsissä on merkkejä infektiosta, tulee potilasta suojata suojakäsinein. Tällaisten käsineiden käyttö perusteltua myös silloin, kun käsien pesu- ja desinfiointimahdollisuudet ovat puutteelliset, kuten kotihoidossa usein on.

SUOJAKÄSINEET PUETAAN AINA PUHTAISIIN KÄSIIN.

Kontaminoituneilla (saastuneilla) käsineillä ei saa kosketella ympäristöön, kuten oven kahvoihin. **Kertakäyttöiset suojakäsineet on muistettava vaihtaa riittävän usein:**

- aina siirryttäessä likaisesta työvaiheesta puhtaampaan työtehtävään ja
- asiakkaan luota toisen luo.

Harkitse, tarvitaanko käsineitä molemmissa käsissä.

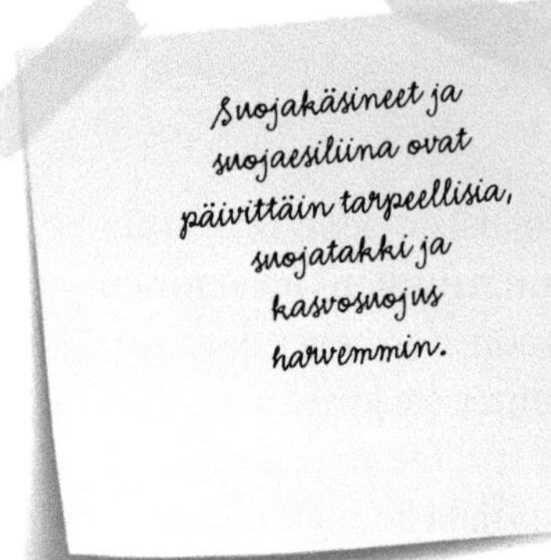

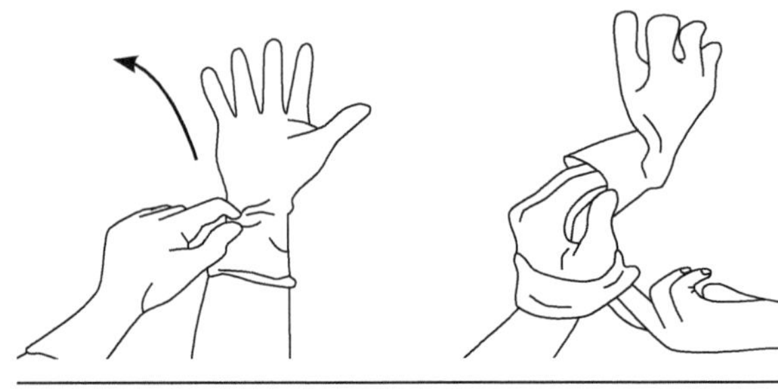

Suojakäsineiden riisuminen.

SUOJAKÄSINEEN RIISUMINEN

1. Riisu likaiset käsineet koskettamatta käsien ihoa,
2. tartu käsineen ulkopintaan ja vedä käsine pois niin, että likainen puoli jää sisään,
3. työnnä paljas käsi toisen käsineen suusta ja auta käsine pois siten, että käsineet jäävät sisäkkäin,
4. laita käsineet suoraan roskiin ja
5. desinfoi kädet.

Monikäyttöisiä suojakäsineitä käytetään sellaisissa töissä, joissa käsien iho joutuu alttiiksi jatkuvalle pesu- ja desinfektioaineiden vaikutukselle. Tällaisia töitä on mm. keittiössä, siivouksessa, välineitä pestäessä ja jätteiden käsittelyssä. Monikäyttöisten suojakäsineiden tarkoitus on suojata hoitajan käsien ihoa. Tällaiset käsineet ovat henkilökohtaisia ja niiden puhdistamisesta avustaja huolehtii itse. Käsineet voidaan pestä siirryttäessä työtehtävästä toiseen. Siivoukseen, jätteiden tai välineistön puhdistamiseen käytettävä monikäyttöinen muovinen talouskäsine on henkilökohtainen. Talouskäsineen alla käytettävä puuvillainen aluskäsine tulee pestä riittävän usein, koska kädet hikoilevat ja taudinaiheuttajakasvusto lisääntyy lämpimässä, suljetussa tilassa. Molempia saa hyvin varustetuista päivittäistavarakaupoista.

Suojaesiliina

Suojaesiliinoja on sekä kertakäyttöisiä että monikäyttöisiä. Kertakäyttöinen suojaesiliina on hyvä laittaa ruuanlaiton ajaksi, jos pitää koko päivän samaa työvaatetta. Ns. pikkupesuissa lavuaarilla ja alapesussa kannattaa käyttää kertakäyttöistä suojaesiliinaa (suojaamaan työvaatetta roiskeilta ja eritteiltä). Suihkussa on hyvä käyttää monikäyttöistä esiliinaa ja kumisaappaita sekä pitkävartisia kertakäyttöisiä suojakäsineitä. "Suihkuessu" ja saappaat puhdistetaan desinfioivalla aineella jokaisen käytön jälkeen ja jätetään kuivumaan.

TYÖSKENTELE ERGONOMISESTI

Miksi ergonominen avustamistapa on tärkeä?

VÄLILEVYN PAINE ERI ASENNOISSA

1. Avusta
   - selkä suorana reisilihaksia käyttäen ja
   - kyykisty esim. sukkien laitossa.
   - suoraan edestä tai etuoikealta tai etuvasemmalta kätisyytesi mukaan.

2. Vältä
   - taaksetaivutusta ja
   - kumarassa työskentelyä,
   - vartalon kiertoa esim. syöttämisessä, kasvojen pesussa, alapesussa.

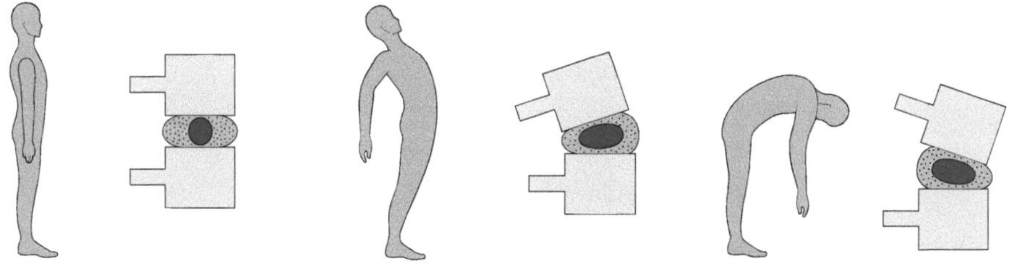

Selän välilevyn kuormitus eri asennoissa

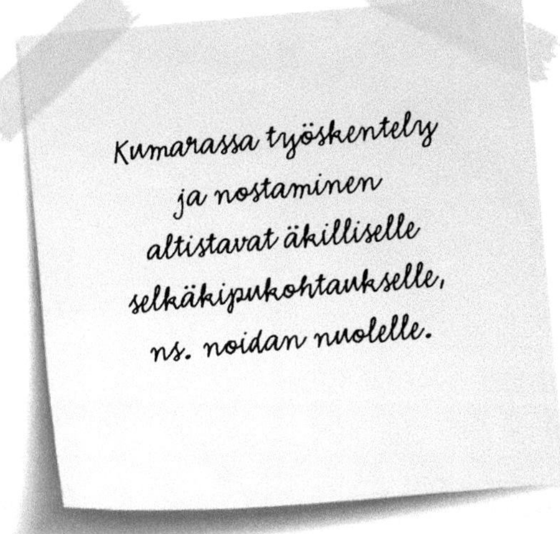

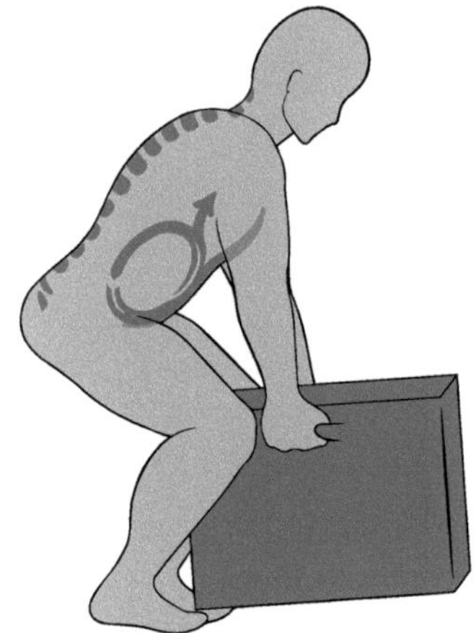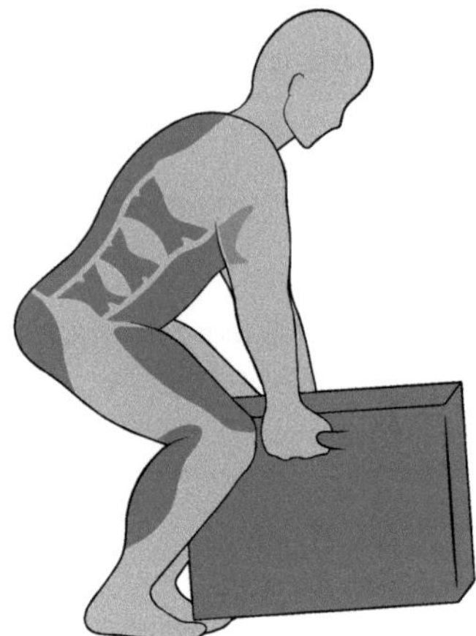

Vatsaontelon paine selän tukena

VATSAONTELON PAINE SELÄN TUKENA

Ota selän tueksi vatsaontelon paine:

1. vetämällä keuhkoihin ilmaa ja hengitystä pidättämällä,

2. ponnistamalla reisilihaksilla ja jännittämällä vatsalihaksia,

3. pitämällä taakka lähellä vartaloa suoraan edessä ja selkä suorana,

4. välttämällä vartalon kiertoa ja ottamalla tarvittaessa askelia esim. siirroissa.

Oikealla tekniikalla tapahtuva avustaminen ja siirto toteutuvat rauhallisesti ja turvallisesti (sekä avustajalle että avustettavalle).

» *Lähde: www.ttl.fi*

SUUNNITTELE AVUSTAMISTEHTÄVÄN SUORITTAMINEN

Valmistaudu huolella

NELJÄ TÄRKEÄÄ PERIAATETTA KAIKISSA AVUSTAMISTEHTÄVISSÄ:

1. Suunnittele avustamistehtävä ennen suorittamista:
    a) valmistavat toimet: mieti, missä asioissa avustettava tarvitsee apua ja mistä hän suoriutuu itse, miten avustettava haluaa Sinun avustavan, miten avustaminen tehdään, mitä apuvälineitä tarvitaan, tarvitaanko tilajärjestelyjä jne.
    b) avustamistehtävän suorittaminen,
    c) lopputoimet, esim. apuvälineiden puhdistus ja käyttövalmiiksi seuraavaa käyttöä varten, avustettavan kanssa yhteinen arviointi avustamisen sujumisesta jne.

2. Toimi ergonomisesti avustaessasi.

3. Työskentele hygieenisesti niin, ettet levitä tartuntoja avustettavaasi tai hänen perheeseesi tai ettet itse saa tartuntaa.

4. Huolehdi omasta terveydestäsi ja työkyvystäsi.

Arvioi

ARVIOI AVUSTETTAVAN VOIMAVARAT:

Mitä tiedät hänen sairaudestaan, vammastaan ja niiden aiheuttamista toiminnan vajavuuksista, rajoitteista? Millainen on hänen sen hetkinen kunto, mieliala, voimavarat, yhteistyöhalu jne.?

ARVIOI OMA FYYSINEN KUNTOSI JA TAITOSI KÄYTTÄÄ APUVÄLINEITÄ SEKÄ TAITOSI OHJATA AVUSTETTAVAA:

Osaatko käyttää apuvälinettä oikein ja turvallisesti? Luottaako asiakas Sinuun?Paljonko Sinun pitää auttaa vai riittääkö pelkkä ohjaus?

Selvitä etukäteen avustamistyön

AVUSTAMISTAPA, TARVITTAVAT APUVÄLINEET JA AKTIVOINTIKEINOT:

Miten avustettava siirtyisi, tekisi itse, jos pystyisi? Miten häntä on aikaisemmin autettu?
Mitä apuvälinettä olisi edullista käyttää?

MUUT ETUKÄTEISJÄRJESTELYT

1. Varaa riittävästi tilaa, (yöpöydät, tuolit yms. kannattaa siirtää pois),

2. Poista mahdolliset esteet (esim. pyörätuolin jalkatuet),

3. Siirrä tarvittaessa sänkyä ja mieti siirtotasojen korkeus etukäteen (samalla tasolla vai toinen hieman korkeammalla > alamäki)

4. Lukitse pyörät.

KERRO AVUSTETTAVALLE ETUKÄTEEN:

1. mitä hän tekee, milloin ja miten toimii,
2. miten sinä autat häntä.

muista:

- yksi ohjaa sanallisesti tilanteessa, jossa on kaksi avustajaa,
- käytä aina apuvälinettä, jos mahdollista
- kun siirtäminen kahden avustamana on liian raskasta, käytä nosturia.

Varsinaisen avustamis- / siirtotapahtuman aikana

MUISTA, ETTÄ TEITÄ ON AINA KAKSI:

1. Ole läsnä, ota katsekontakti.
2. Puhu selkeästi ja ohjaa; vältä kieltoilmaisua.
3. Avustettavan pitää nähdä (tuntea), mihin siirtyy.
4. Anna tukesi hartiatason alapuolelta.
5. *Älä tartu* vaatteisiin, kainaloihin, niveliin (voivat lähteä sijoiltaan).
6. *Älä anna* avustettavan ripustautua käsillään niskaasi (selkäsi loukkaantumisen vaara).

AVUSTA ERGONOMISESTI:

1. Mukauta oma apusi/liikkeesi avustettavan liikkeeseen luonnollisten liikemallien mukaisesti, esim. tuolista ylös noustessa jalat käyntiasentoon; etukumara asento ja reisilihaksilla pon-nistaminen.
2. Kokeile ensin itse, niin huomaat luonnollisen liikemallin, miten se menee.
3. Työskentele haara- tai käyntiasennossa > voit käyttää painonsiirtoja ja tasapainon hallinta on parempi.
4. Pidä hartiasi rentoina ja olkavartesi lähellä vartaloasi.
5. Hyödynnä liike-energiaa.
6. Poista kitka kädelläsi tai sopivalla apuvälineellä.

TYÖSKENTELE YHTÄAIKAISESTI AVUSTETTAVAN KANSSA:

- Mukauta oma apusi / liikkeesi avustettavan liikkeeseen luonnollisten liikemallien mukaisesti, esim. tuolista ylös noustessa jalat käyntiasentoon; etukumara asento ja reisilihaksilla ponnistaminen.
  Oikea alkuasento ja ääneen ohjattu liike avaavat usein automaattisesti normaalin liike-ketjun.
- Anna avustettavalle siirtymiseen tarvittava aika; suoritatte liikkeen yhtäaikaisesti. Yhdistä kosketus ja liike sanalliseen ohjaukseen.

- Avusta
- o tukemalla lantiosta ja hartioista leveällä kämmenotteella; ota itsellesi tukea polvella esim. sängystä tms.
- o keventämällä sieltä, mistä liike juuttuu, esim. sängyssä ylöspäin siirrettäessä kevennetään hartioiden alta.
- o liu'uttamalla, rullaamalla, kampeamalla – älä nosta!

APUVÄLINEET JA KODIN MUUTOSTYÖT

Jos tarvitset apuvälineitä arjen päivittäistoimiin, kuten liikkumiseen, syömiseen, WC-toimintoi-hin, peseytymiseen ja pukeutumiseen, ota yh-teys **terveyskeskuksen apuväline-lainaamoon**,

- josta saa maksutta
- lyhytaikaiseen (3 kk) lainaan

Jos tarvitset apuvälineen **pitempiaikaiseen käyttöön**,

- ota yhteys lääkäriin, joka kirjoittaa lähet-teen tai ostopalveluosoituksen fysio- tai toimintaterapiaan. Siellä selvitetään, mil-laista apuvälinettä tarvitset ja tarvittavat lausunnot menevät sieltä lääkärille.

- Saatuasi päätöksen apuvälineestä, voit lainata apuvälineen apuvälinelainaamosta tai hankkia sen omaksi apuvälineitä myy-vistä liikkeistä.

Esimerkkejä lyhytaikai-sesta käytöstä: lonkka-leikkauksen jälkeen sau-vat, WC-pöntön koroke, sukanvetolaite jne.

> Apuvälinelainaamo tai fysio-ja toimintaterapeutit neuvovat apuvälineen käytön ja päivittäi-seen puhdistuksen ja huollon.
> Palauta apuväline tarpeen päätyttyä sinne, mistä sait sen lainaan!

Jos tarvitset Sinulle "mittatilaustyönä" valmistetun apuvälineen (ns. yksilöllisesti sovitettavan apuvälineen), esim. kuulolaitteen, pitää olla **lääkärin lähete sopivaan erikoissairaanhoi-don yksikköön**:

- Liikkuminen: Apuvälineyksikkö/-keskus, fysio- ja toimintaterapeutti, kuntoutusohjaaja, apuvälineteknikko, esim. jalkaproteesit.
- Kuulo: Kuulokeskus, kuulovammaisten kuntoutusohjaaja ja kuulontutkija, esim. kuulo-laite
- Näkö: Silmäklinikka, näkövammaisten kuntoutusohjaaja, optikko, näönkäytön ohjaaja, esim. erilaiset näön apuvälineet
- Hengitys: Keuhkopoliklinikka, kuntoutusohjaaja.
- Kommunikointi: Kommunikoinnin (ihmisten välisen viestinnän, yhteydenpidon) apuvälinekeskukset (Tikoteekit), puheterapeutit.

Jos vammainen ihminen tarvitsee apuvälineen, ota yhteys sosiaalitoimeen, **vammaispalvelun sosiaalityöntekijään.**

- Asunnon muutostyöt ja asuntoon kiinteästi asennettavat apuvälineet kuten porrashissi, kaiteet, luiskat jne.
  > korvataan kokonaan vammaisille,

- Päivittäisten toimintojen kojeet ja laitteet (muut kuin edellä mainitut terveydenhuollon lääkinnällisen kuntoutuksen apuvälineet), esim. liikkumisessa, viestinnässä, henkilökoh-taisessa suoriutumisessa kotona tai vapaa-aikana käytettävät välineet
  > korvaus enintään puolet kustannuksista
  > sosiaalitoimi voi myös antaa lainaksi > palautetaan sosiaalitoimeen.

Asunnon muutostöillä helpotetaan vaikeavammaisen tai iäkkään henkilön omatoimista selviytymistä kotona, esim. kynnysten poistaminen, ovien leventäminen, tukikahvojen asen-taminen, luiskien rakentaminen.

Muutostöiden tarpeellisuus selvitetään joko sosiaalitoimessa tai terveydenhuollossa ennen muutostöiden aloittamista.

Korvaukset vain vamman ja sairauden vuoksi välttämättömiin menoihin:
- vaikeavammaisille korvataan kohtuulliset kustannukse ja
- iäkkäät maksavat maksukykynsä mukaan
- teetetystä työstä voi saada kotitalousvähennystä

TEHTÄVIÄ:

1. *Selvitä, mistä ja miten asuinkunnassasi saa apuvälineitä päivittäisiin toimintoihin, kuten liikkumiseen, peseytymiseen jne.*

2. *Keneen ohjaat avustettavaa ottamaan yhteyden, kun hän tarvitsee luiskan ulkoportaiden viereen (asuinkunnassasi)?*

3. *Tutustu asuinkuntasi apuvälinelainaamoon.*

LIIKKUMINEN

Itsenäinen liikkuminen apuvälineen kanssa tai ilman

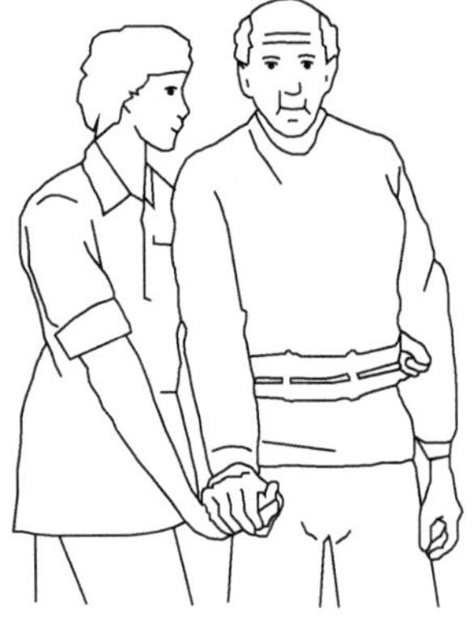

Kävelyn tukeminen

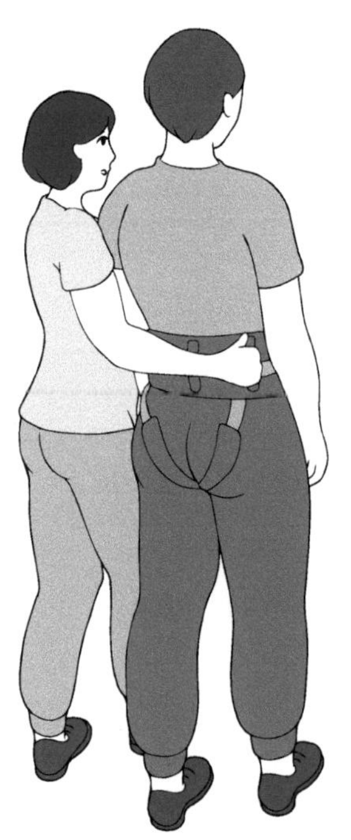

Kävelyn tukeminen takaa tukien

KÄVELYN TUKEMINEN SIVULTA TUKIEN

Valmistelut:
- avustettavalle talutusvyö vyötärön kohdalle (riittävän tiukalle) ja
- kengät jalkaan.

Kävelyn tukeminen:
- tartu talutusvyöstä takaa ja tue siitä,
- sovita askeleesi avustettavan askeleisiin siten, että avustettavan ulompi jalka ja Sinun sisempi jalka astuvat yhtä aikaa jne.
- tukeudu tarvittaessa lantiollasi avustettavan lantioon,
- ohjaa tarvittaessa askellusta: vasen jalka – oikea jalka jne.

Huomioi:
- hyvä ryhti (ojenna lantio) ja
- katse eteenpäin.

KÄVELYN TUKEMINEN TAKAA TUKIEN

- Seiso kävelijän vieressä, hieman taempana.

- Tue kevyesti talutusvyöstä, lantiosta.

- Ohjaa tarvittaessa askellusta ja säilyttämään hyvä ryhti.

KÄVELY ROLLAATTORIN AVULLA,

Valmistelut:
- kengät jalkaan ja katse eteenpäin,

- alkuasento: jalat vierekkäin, polvet ja selkä suorana, lantio suorassa ja selkä suorana,

- rollaattorin käsituet sopivalle korkeudella (kädet kevyesti kädensijoilla, olkapäät normaalilla korkeudella).

- kävelijä riittävän lähelle rollaattorin keskustaa suorana ja hyväryhtisenä > ei "takapuoli pitkällä".

Ohjaa askeltamaan oikein:
- paino toiselle jalalle ja vapaa jalka astuu kanta edellä sopivan mittaisen askeleen (jalka irti lattiasta, maasta) ja paino siirtyy edessä olevalle jalalle,

- takana oleva jalka heilautetaan edessä olevan jalan sivu eteen,

- painon vaihto edessä olevalle jalalle ja

- uusi askel samalla periaatteella,

- ohjaa tarvittaessa askellusta: vasen eteen ja askel, oikea eteen ja askel jne.

Huomioi ryhdin ja askelluksen säilyminen!

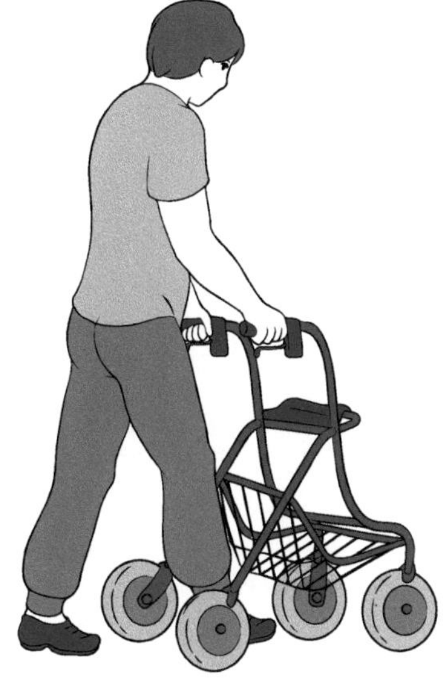

Kävely rollaattorin avulla

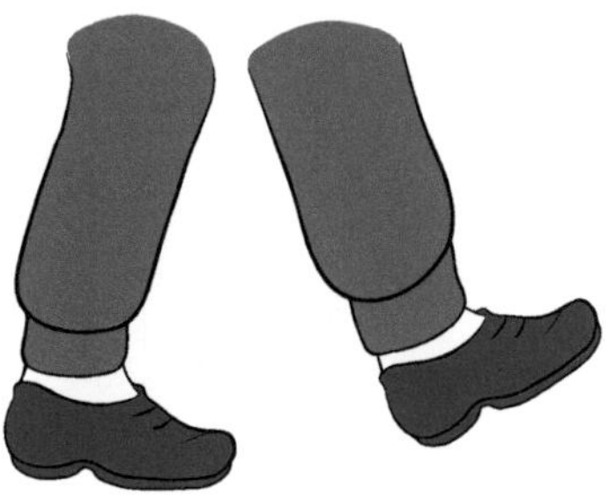

Oikea askellus

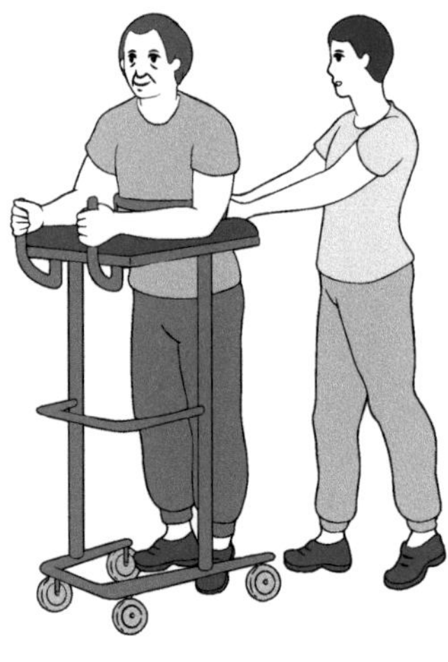

Eva-telineellä kävely

EVA-TELINEELLÄ KÄVELY

Valmistelut:
- kengät jalkaan ja talutusvyö,
- Eva-kävelytelineen korkeus: kävelijä seisoo selkä suorana takarattaiden välissä, lantio suorassa; kädet kevyesti kädensijoilla siten, että kyynärvarret lepäävät telineellä, olkapäät normaaliasennossa.

Kävely:
- tue takaa talutusvyöstä -> ei kainaloista, jotta avustettava kävelee omilla jaloillaan!
- ohjaa askellusta kuten rollaattori-kävelyssä
- sovittaen omat askeleesi avustettavan askeliin.

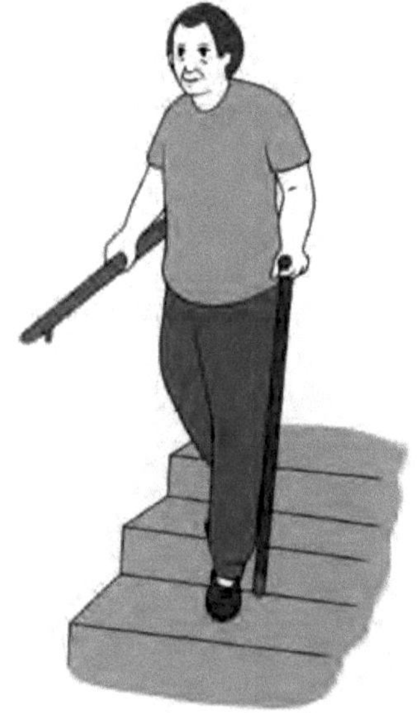

Kävely portaissa kepin kanssa

KÄVELY PORTAISSA KÄVELYKEPIN AVULLA

Valmistelut:
- kengät jalkaan ja
- kävelykepin säätö sopivaksi: avustettava seisoo kevyesti keppiin tukeutuen > selkä ja jalat suorina > hartlat normaalilla paikallaan > hyvä ryhti,
- alkuasento portaissa: molemmat jalat ja keppi lähtötasolla, keppi terveen jalan puolella
- katse eteenpäin.

Askellus:
- keppi ja alaspäin astuva jalka samanaikaisesti alemmalle portaalle.
- pysähdy porrastasanteelle molemmat jalat vierekkäin ja
- uusi askel.

Istuminen ja tuolista ylösnousu

TUOLIIN ISTUMINEN

1. Asetu niin lähelle tuolia, että tunnet tuolin reunan polvitaipeilla.

2. Etsi käsinoja(t) ja tartu niihin.

3. Istuudu ylävartaloa eteenpäin taivuttaen. Jarruta reisilihaksilla ja olkavarren lihaksilla.

4. Tarkista lopuksi hyvä ryhti.

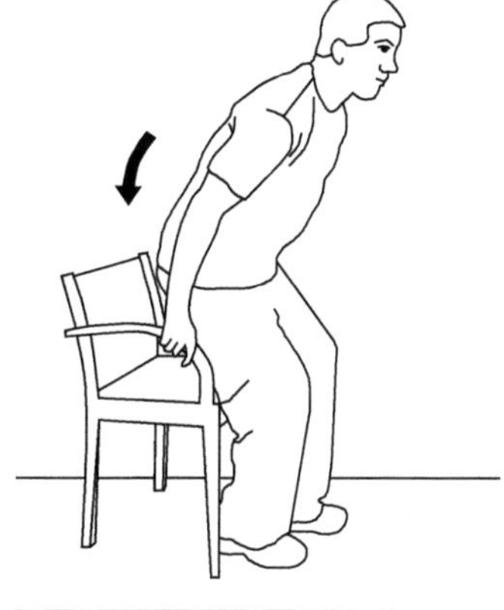

Tuoliin istuminen

TUOLISTA YLÖSNOUSU

1. Kengät jalkaan.

2. Siirry tuolin etuosaan käsinojien avulla pakara-kävelyllä: "kankkua vuorotellen nostellen".

3. Laita jalkasi käyntiasentoon siten, että toinen jalka on hieman tuolin alla.

4. Kallista ylävartaloa eteen ja ponnista ylös reisilihaksilla käsivarren lihaksia apuna käyttäen.

5. Pidä katse menosuuntaan.

6. Ojenna ryhti suoraksi ennen kuin lähdet kävelemään.

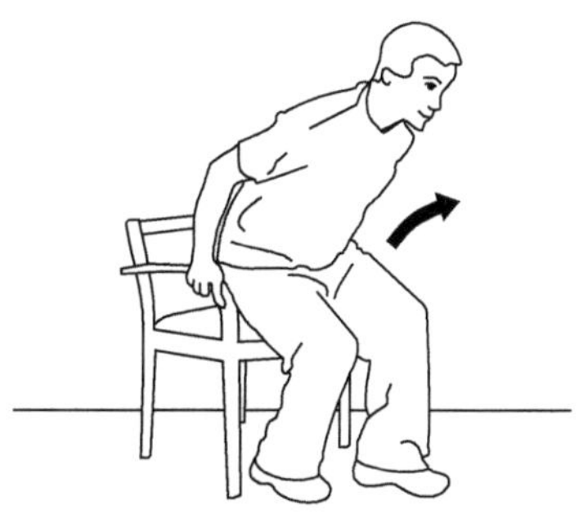

Tuolista nouseminen

Sänkyyn meno

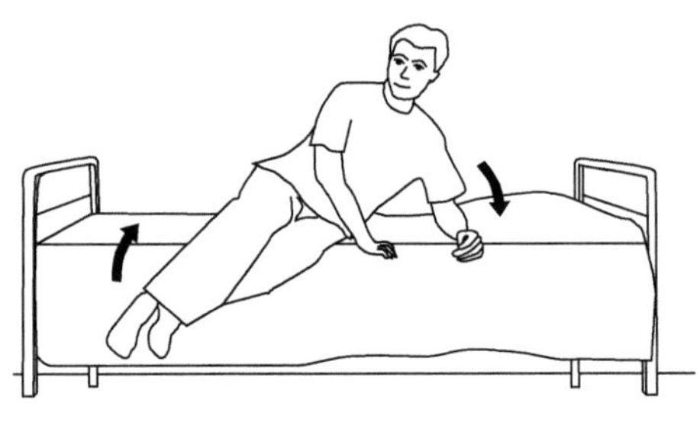

Sänkyyn meno

SÄNKYYN MENO

1. Istu sängyn reunalle kohtaan, josta mahdut laskeutumaan kyljelleen > samalla periaatteella kuin tuoliin istuutuessa.

2. Nojaa sängyn päädyn puoleiseen käteen ja

3. Kallistu kyljelleen, samalla nostaen jalat sängylle.

Istumaan nousu sängyssä – sängystä ylösnousu

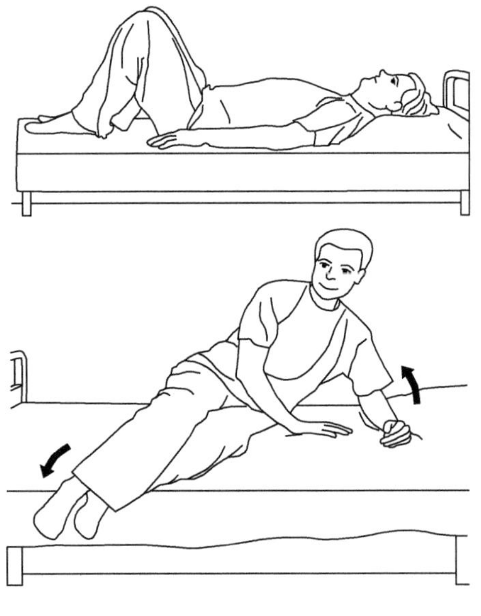

Sängystä ylösnousu

ISTUMAAN NOUSU SÄNGYSSÄ - SÄNGYSTÄ YLÖSNOUSU

1. Vedä jalat koukkuun pitäen jalkapohjat sängyssä.

2. Nostele vuorotellen hartioita ja lantiota, jotta pääset sängyn reunalle.

3. Käänny kylkiasentoon ja pudota molemmat jalat sängyn reunan alapuolelle ja

4. samalla työnnä kyynärpäällä itsesi istumaan.

Lattialta ylösnousu

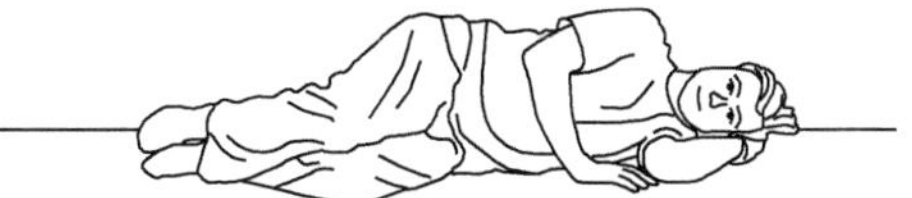

LATTIALTA YLÖSNOUSU

1. Käänny kylkiasentoon jalat koukussa.

2. Kohottaudu käsien varaan.

3. Ponnista konttausasentoon.
4. Konttaa lähimmän tuen (tuolin tms.) lähelle.

5. Tartu molemmin käsin tukeen ja siirry toispolvi-asentoon.

6. Ponnista ylös reisilihaksilla käsiin nojaten.

7. Lopuksi hyvä ryhti ennen kuin lähdet kävelemään.

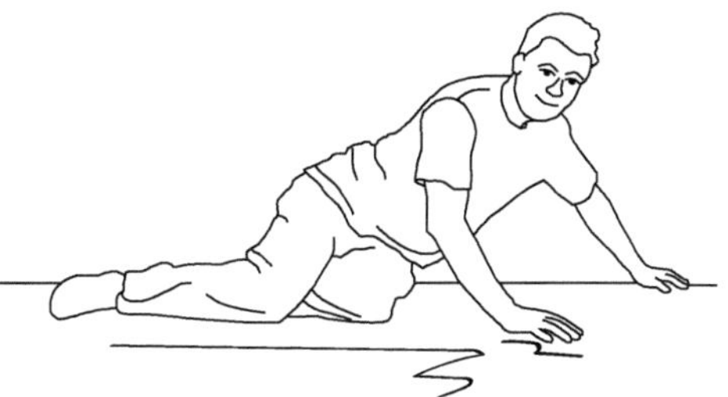

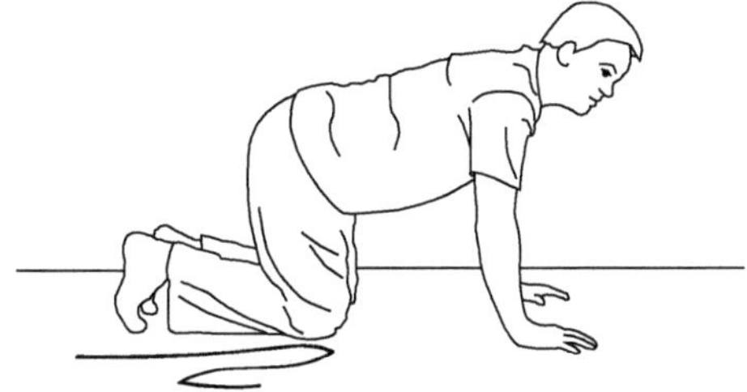

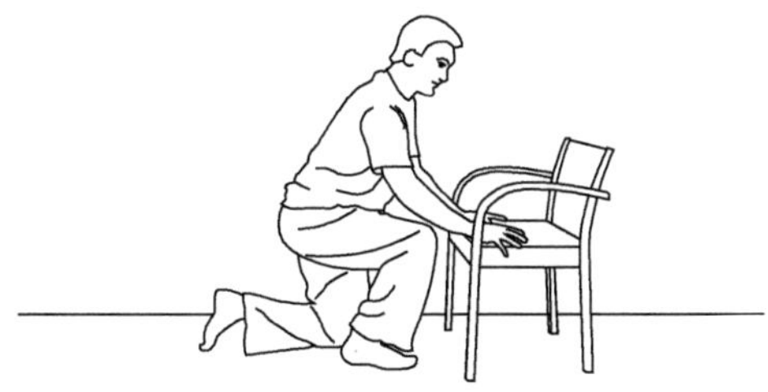

Lattialta ylösnousu

Avustaminen vuoteessa, kyljelle kääntäminen

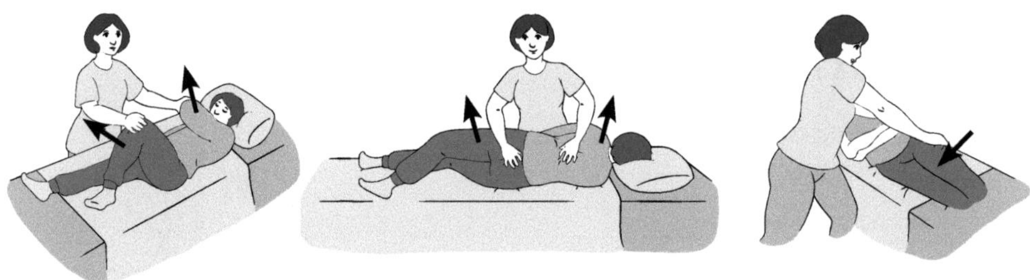

Kyljelle kääntäminen

KYLJELLE KÄÄNTÄMINEN

Valmistelut:
- sänky sopivalle korkeudelle,
- ohjaa avustettavaa tekemään liikettä vaiheittain / olemaan mukana.

Kääntäminen
- avustettava nostaa polven koukkuun ja
- kurottaa kädellä vartalonsa yli sängyn reunaan,
- jalka ristiin polven päälle tai yli.

Lopuksi:
- vedä tarvittaessa poikkilakanalla selän puolelta avustettavaa keskemmäksi,
- kiinnitä lakanat,
- varmistu hyvästä asennosta.

VOIT KÄÄNTÄÄ MYÖS POIKKILAKANAN AVULLA

Valmistelut:
- sänky sopivalle korkeudelle,
- irrota poikkilakana vastakkaiselta puolelta,
- avustettavan kädet rinnalle.

Kääntäminen:
- tue polvella sängyn reunaan ja
- käännä poikkilakanalla vetäen.

Lopuksi:
- vedä poikkilakanalla tarvittaessa selän puolelta avustettavaa keskemmäksi,
- tue kylkiasento tyynyillä.

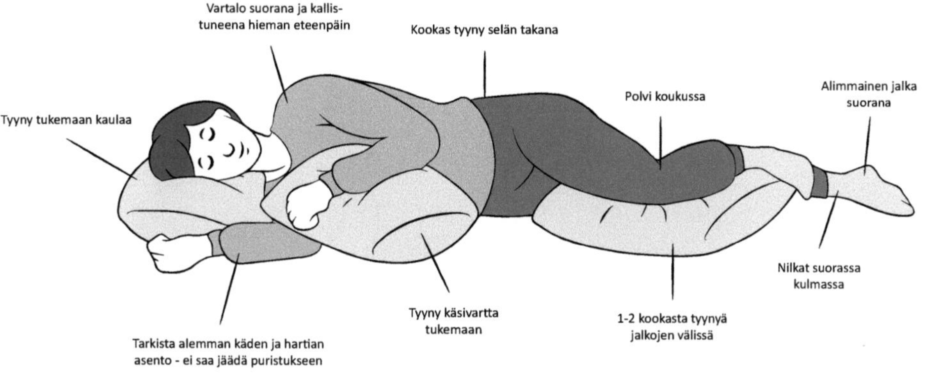

Tuettu kylkiasento

TUETTU KYLKIASENTO

Valmistelut: tarvitset kolme tyynyä.

Käännä kylkiasentoon:
- vartalo mielellään hieman kallistuneena eteenpäin > vartalon paino ei kohdistu suoraan olka- ja lonkkaluihun > ehkäistään painehaavaumia,

- huomioi alimmaisen käden paikka ja

- jalkojen asento: alimmainen suorana ja päällimmäisen polvi hieman koukussa

Laita tyynyt:
- pään alle > korvalehti suoraan,

- päällimmäisen käden alle,

- polven alle > ranteet ja nilkat ovat suorassa.

Lopuksi varmista avustettavalta asennon mukavuus.

Siirto ylöspäin vuoteessa

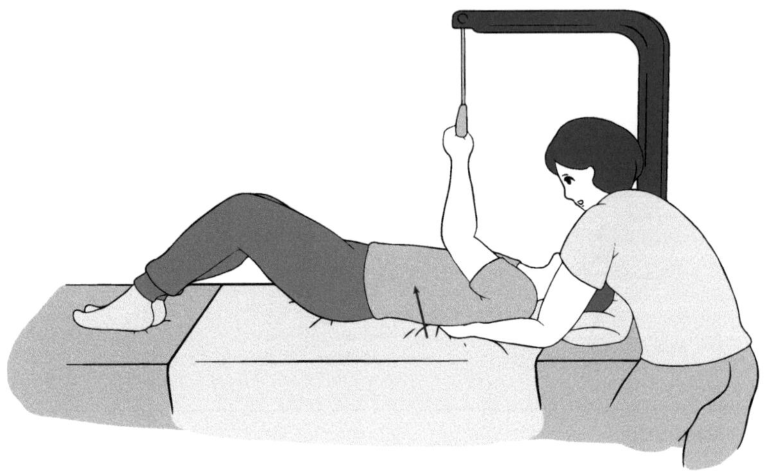

Yhden avustamana ylöspäin vuoteessa

YHDEN AVUSTAMANA YLÖSPÄIN VUOTEESSA (KOHOTTAUTUMIS-TELINEEN AVULLA)

Valmistelut:
- poikkilakana tai siirtolakana avustettavan alle,

- sänky oikealle korkeudelle,

- avustaja käyntiasennossa avustettavan pään kohdalla; paino etummaisella jalalla ja kämmenote avustettavan lapaluiden alla,

- kerro etukäteen, miten siirto tapahtuu, jotta avustettava tietää tehdä oman osansa.

Siirtäminen yhtäaikaisesti:
- avustaja keventää kitkaa hartioista ja

- siirtää painonsa etummaiselta jalalta takimmaiselle jalalle,

- avustettava kohottautuu käsillään ja samanaikaisesti ponnistaa jaloillaan eteenpäin.

- Rytmitä yhtäaikainen liike: hartiat ylös ja ponnista
  > yksi ja kaksi….

Lopuksi kohenna tyyny paikalleen ja varmista asennon mukavuudesta.

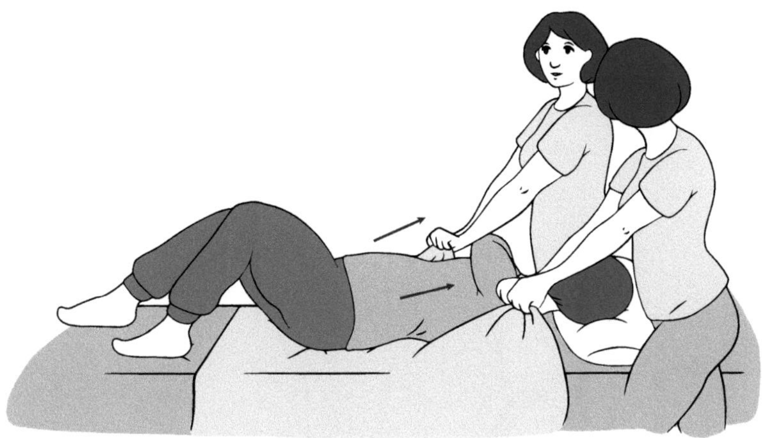

Kahden avustamana ylöspäin vuoteessa

KAHDEN AVUSTAMANA YLÖSPÄIN VUOTEESSA SIIRTOLAKANALLA

Valmistelut:
- sänky oikealle sopivalle korkeudelle,
- siirtolakana avustettavan alle ja
- kädet rinnan päälle,
- avustajat käyntiasentoon – käsivarret suorina.

Siirtäminen: Liike tapahtuu yhtäaikaisella painonsiirrolla etumaiselta jalalta takimmaiselle jalalle.
- ohjataan avustettavaa olemaan liikkeessä mukana ponnistamalla jaloillaan avustajien vetäessä siirtolakanalla,
- kevennetään siirtolakanalla hartioista ja
- siirretään paino etummaiselta jalalta takimmaiselle samanaikaisesti vetäen.

Rytmitetään yhtäaikainen liike ääneen laskien.

Lopuksi
- kiinnitetään siirtolakana ja
- kohennetaan tyyny paikalleen ja
- varmistutaan asennon mukavuudesta.

Sängystä pyörätuoliin siirtyminen

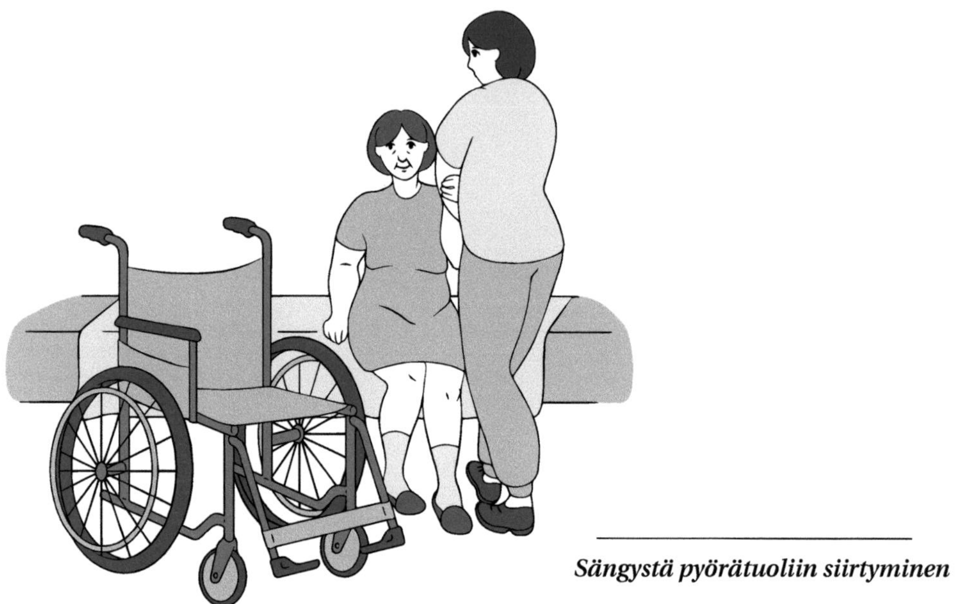

Sängystä pyörätuoliin siirtyminen

SÄNGYSTÄ PYÖRÄTUOLIIN

Valmistelut:
- avustettavalle kumipohjaiset tossut tai kengät jalkaan.
- pyörätuolista vuoteen puoleinen käsinoja ja jalkatuki pois, (kuvassa jalkalauta on kiinteä).
- lukitse jarrut.

Siirtyminen:
- Ohjaa avustettavaa tarttumaan olkavarteesi ja ponnistamaan reisillä itse seisomaan ja ottamaan samalla tukea tuolin ulommaisesta käsinojasta.
- Ohjaa avustettavan lantiosta tai kyljestä siirtymisen suuntaan.
- Käytä tarvittaessa siirtovyötä, kuva 26.

Lopuksi:
- varmistu hyvästä istuma-asennosta,
- kiinnitä kädensija pyörätuoliin,
- avaa jarrut,
- siisti sänky paluuta varten.

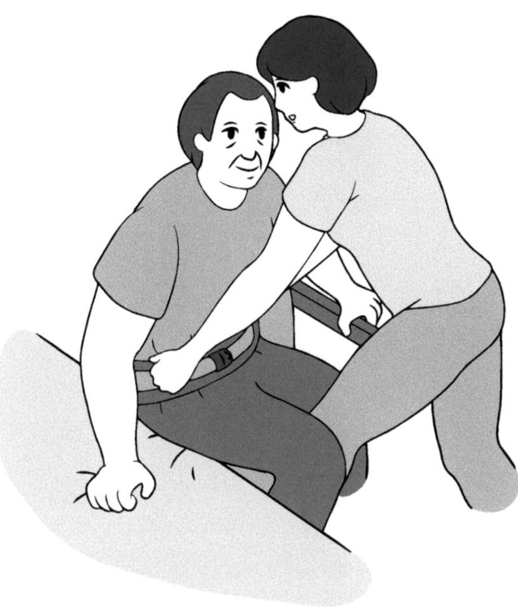

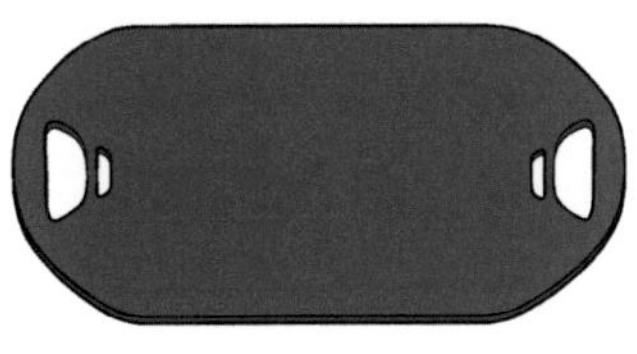

Siirtymälauta

» *Jos avustettava ei pysty seisomaan, voit tarvit-taessa käyttää siirrossa siirtymälautaa sängyn ja pyörätuolin istuimen väliin.*

Pyörätuolista sänkyyn siirtyminen

PYÖRÄTUOLISTA SÄNKYYN

Valmistelut:

- siirtovyö ja kengät avustettavalle,
- säädä sängyn korkeus samalle korkeudelle tai hieman alemmas kuin pyörätuolin istuin,
- irrota pyörätuolista sängyn puoleinen käsinoja ja
- käännä jalkatuki sivuun,
- lukitse jarrut,
- asetu käyntiasentoon ja tartu siirtovyöhön, ks. kuvaa

Siirtyminen:

Ohjaa siirtyjää

- ponnistamaan reisillä itse seisomaan – tue siirtovyöllä ja polvesta,
- ottamaan sängystä tukea kädellään,
- korjaamaan asennon hyvään istuma-asentoon sängyssä.

Lopuksi:

- käsinoja ja jalkatuki paikoilleen pyörätuoliin ja tuoli takaisin säilytyspaikkaansa.

Wc-istuimelta pyörätuoliin siirtyminen

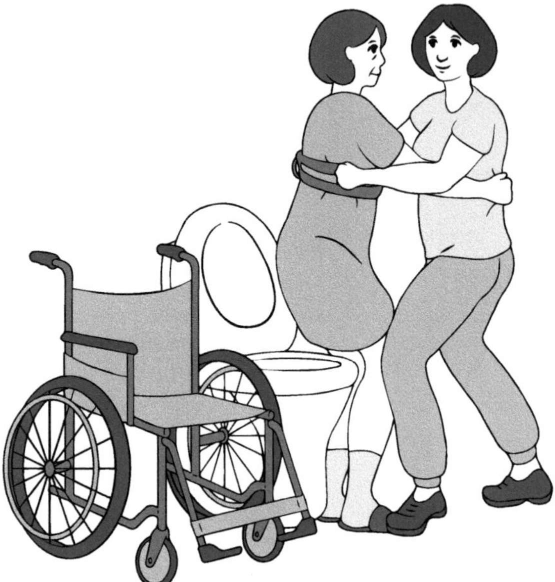

Wc-istuimelta pyörätuoliin siirtyminen

WC-ISTUIMELTA PYÖRÄTUOLIIN SIIRTYMINEN

Valmistelut:
- siirtovyö avustettavalle
- irrota pyörätuolista Wc-istuimen puoleinen käsinoja ja käännä jalkatuki sivuun,
- lukitse jarrut.

Siirtyminen:
- ohjaa avustettavaa ponnistamaan reisillä itse seisomaan ja siirtymään pienin askelin lähelle tuolia –
- tue siirtovyöllä ja polvesta,
- ohjaa tarttumaan itse pyörätuolin käsinojasta ja istuutumaan tuoliin.

Lopuksi:
- kiinnitä käsinoja,
- laita jalkatuki paikoilleen
- varmistu hyvästä asennosta.

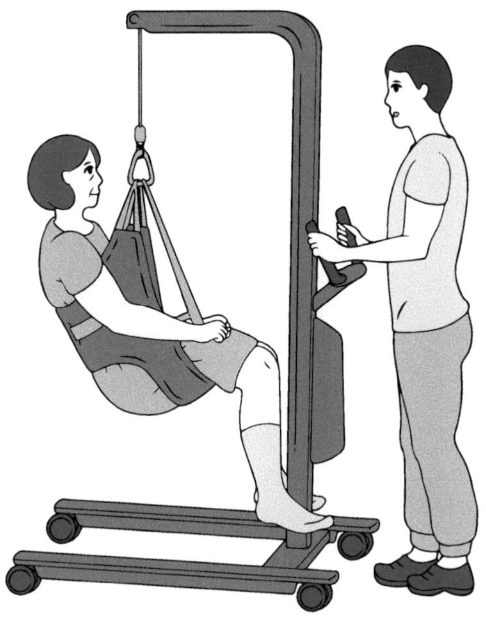

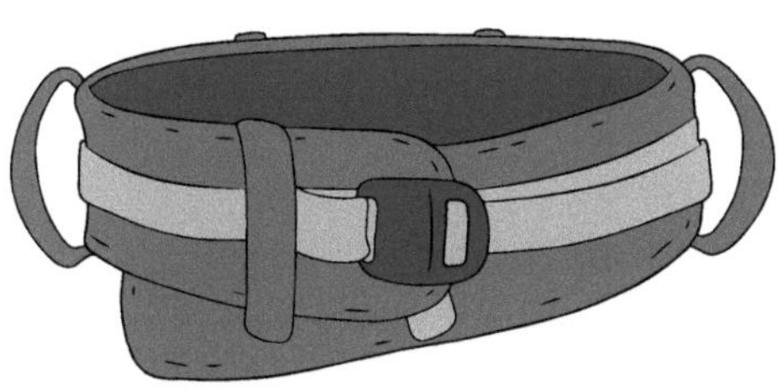

SIIRTO SIIRRETTÄVÄLLÄ NOSTURILLA

Tärkeää:
1. Perehdy tarkoin käyttö-ohjeisiin ennen kuin alat käyttää nosturia avustet-tavan siirtoon.

2. Kerro avustettavalle, miten valjaat kiinnitetään ja miten siirto tapahtuu.

3. Käytön jälkeen nosturi liinoineen säilytyspaikkaan seuraavaa käyttöä varten

Nosturilla siirtäminen

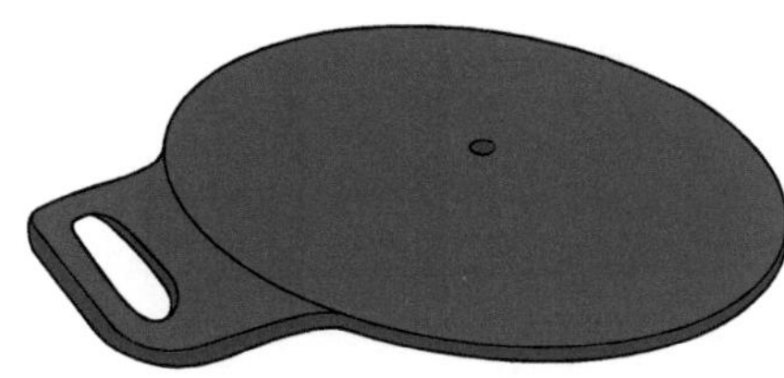

Siirto-/talutusvyö

Pyörähdyslauta

» *Ellei avustettava pysty ottamaan askelia, käytä hänen jalkojen alla pyörähdyslautaa. Ohjaa kääntymistä siirtovyöstä.*

57

Suihkupaareille siirtäminen

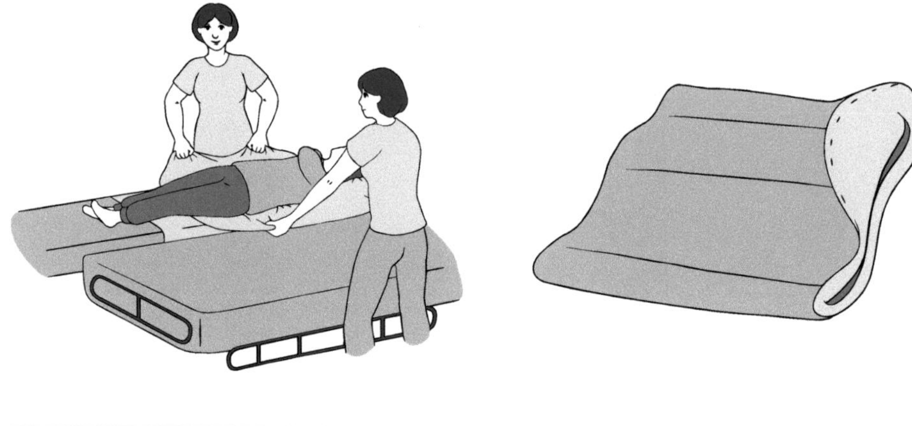

Sängystä suihkupaareille siirtäminen *Liukupatja*

SÄNGYSTÄ SUIHKUPAAREILLE

Valmistelut:

- avustettavan alle poikkilakana tai liukupatja,

- säädä vastaanottava taso hieman matalammalle kuin lähtötaso ja molemmat tasot tarpeeksi ylös, jotta voitte työskennellä selkä suorana,

- lukitse jarrut molemmissa vuoteissa,

- avustettavan kädet rinnan päälle.

Siirtäminen:

- kerro avustettavalle siirron vaiheet (mitä tapahtuu ja miten),

- sängyn vieressä oleva avustaja keventää poikkilakanalla/siirtopatjalla samalla, kun

- suihkupaarin vieressä oleva avustaja vetää/liu´uttaa avustettavan poikkilakanan/siirtopatjan avulla suihkupaareille,

- tue siirron aikana avustettavan päätä.

On tärkeää toimia yhtäaikaisesti ja liu´uttaen – ei nostaen.

Lopuksi:

- siirtopatja (poikkilakana) poistetaan kyljelle kääntäen,

- suihkupaarin laidat nostetaan ylös, ja

- jarrut avataan.

PESEYTYMINEN

Suun hoito

HAMPAIDEN HOITO-OHJEITA

1. Harjaa hampaat aamulla ja illalla. Molemmilla kerroilla harjaa vähintään 2–3 minuuttia. Muista huolellisuus ja hellävaraisuus.

2. Puhdista hammasvälit vähintään kahdesti viikossa.

3. Muista vaihtaa hammasharja säännöllisin väliajoin ja aina silloin, kun harjakset hapsottavat.

4. Vältä sokeripitoisia ja happamia tuotteita sekä napostelua pitkin päivää.

5. Vältä harjausta heti happamen ruuan tai juoman jälkeen, koska hapan pehmentää hammasta ja se kuluu helposti. Anna syljen kovettaa hampaiden pinta tunti parikin.

6. Syö pari kunnollista ateriaa päivässä niin et tarvitse useita välipaloja.

7. Ksylitoli ehkäisee reikiintymistä käytettynä päivittäin vähintään 5 g vähintään 3 kertaa päivässä.

8. Käy säännöllisesti hammaslääkärissä vähintään kahden vuoden välein. Pyydä hammaslääkäriltäsi yksilölliset hoito-ohjeet.

» *Katso video: http://papunet.net/ selko/artikkelit/hampaiden- hoito/ hampaiden-hoito- kannattaa/*
»
» *http:// www.hammaslaakariliitto.fi/ suun-terveys/suun-hoito/ hampaiden-hoito-ohjeita/*

OHJEITA VÄLINEISTÖN HANKINTAAN:

1. Pehmeä hammasharja on hellävarainen ja tehokas.Kova tai puolikova harja voi naarmuttaa ikeniä ja aiheuttaa niiden vetäytymisen. Hammasproteeseille erityisharjat.

2. Harjasosan pituus noin 2 cm.

3. Sähköharjalla takahampaiden ienrajojen harjaus onnistuu helpommin; harjakset sopivan pehmeitä ja harjaspäät pienikokoiset.

4. Fluorihammastahnaa herneen kokoinen nokare kerrallaan.

5. Hammasvälien puhdistamiseen
   - hammaslankaa,
   - hammasväliharjaa tai
   - hammastikkuja.

6. Aralle suulle ja vihloville hampaille saa apteekista erikoistahnaa.

Tiesitkö, että

- suun tulehdukset kasvattavat riskiä sairastua diabetekseen, sydän- ja verisuonisairauksiin ja sairailla vanhuksilla keuhkokuumeeseen.
- suusta levinnyt bakteeritulehdus voi pahimmillaan aiheuttaa sydän- tai aivoveritulpan.

Hampaiden puhdistus

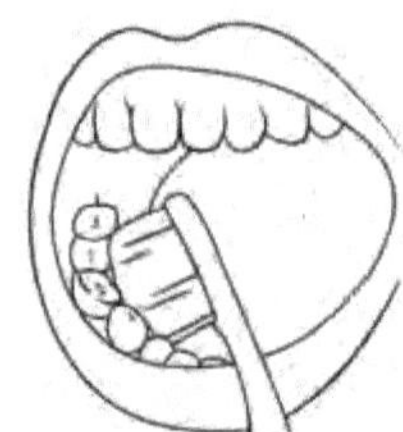

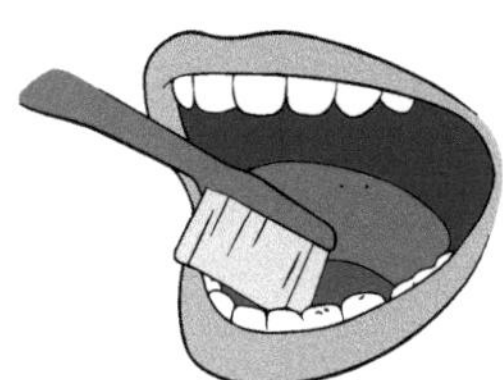

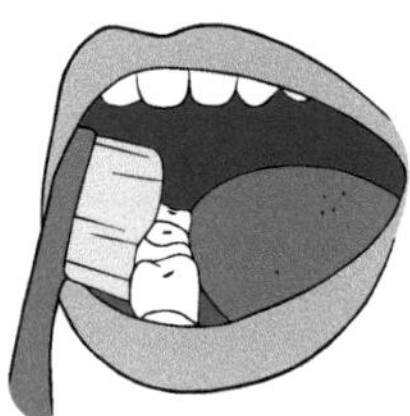

HAMPAIDEN PUHDISTUS

Nykytä hellävaraisesti pienin liikkein vaakasuoraan siten, että tunnet myös ienrajan puhdistuvan

Valmistelut:

- pehmeä hammasharja,
- fluorihammastahna,
- hammasväliharja

Puhdista:

- takahampaat kielen puolelta ensiksi.
- etuhampaat kielen puolelta, ja
- kaikki purupinnat.
- takahampaat poskien puolelta,
- etuhampaiden etupinnat, ja
- kaikki purupinnat.

Hammasvälien puhdistus

- Vähintään kahdesti viikossa.
- Hankaa hammastikulla 6–8 kertaa hammasväliä vaakasuoraan edestakaisin.
- Puhdista ahtaat hammasvälit lenkiksi solmitulla hammaslangalla.

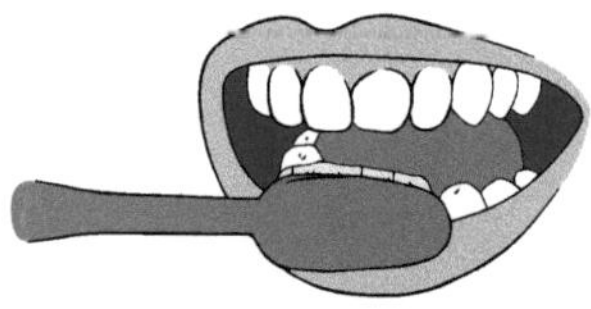

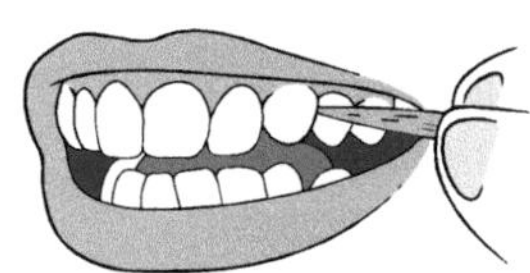

Hampaiden puhdistus

Hammasproteesin peseminen

HAMMASPROTEESIN PESU

Pestään aamuin illoin.

Valmistelut:
- suojakäsineet, astianpesuaine, (hammastahna haurastuttaa proteesia)
- juokseva vesi.
- laakea kuppi proteesien säilytykseen tarvittaessa.

Pesuote:
- ota proteesit tukevasti vasempaan käteen,
- tartu peukalolla ja etusormella ienvallista ja
- loput sormet tukevat kitalakiosaa.

Pesujärjestys:
- kitalakiosa isolla harjasosalla,
- ientä vasten tuleva "ienkouru" pienellä harjas- osalla,
- huuhtele hyvin.

Puhdista harjalla myös kitalaki ja kieli ja huuhtele vedellä.

Laita proteesit mieluimmin suuhun myös yöllä.

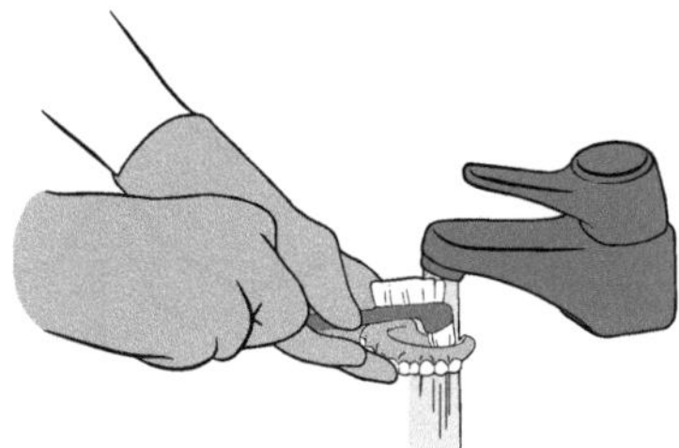

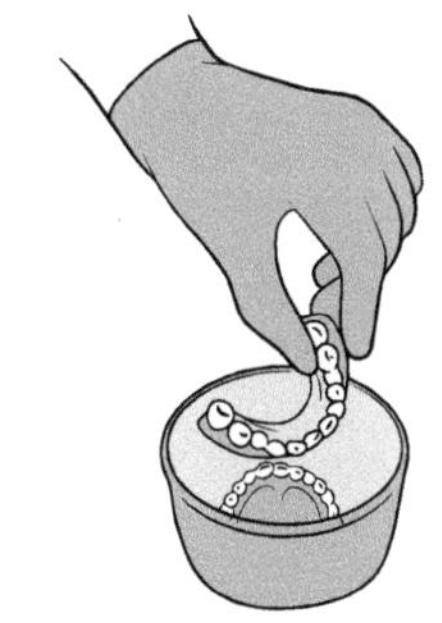

Hammasproteesien peseminen

Muista:
- Puhdistukseen astianpesuaine ja proteesiharja.
- Yöksi proteesit suuhun tai kuivana laakeaan astiaan – hampaillaan seisomaan.
- Huuhtele suu huolellisesti. Pese hammasharjalla kieli tarvittaessa.
- Tarkista suun limakalvot päivittäin; samoin kieli.
- Kastele proteesit aina ennen suuhun laittoa.

» *Proteesit voi laittaa yöksi kuivana laakeaan kuppiin niin, että proteesit lepäävät vaakatasossa.*

Parran ajo

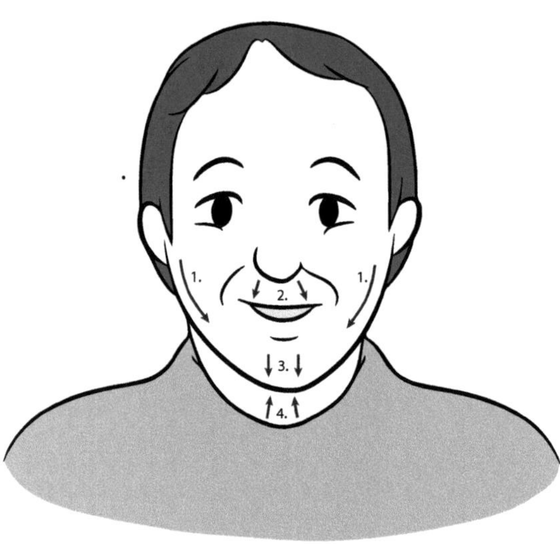

PARRAN AJO

Valmistelut:

- suojakäsineet käteen,

- välineet ovat henkilökohtaisia: puhdas parranajokone, sähköinen tai käsikäyttöinen + partavaahtoa,

- kasvot pestään ja kuivataan;

- käsikäyttöinen kone > vaahdotetaan,

- sähköparranajokoneelle kuiva iho.

Ajaminen:

- ajojärjestys ylhäältä alaspäin vedoin: posket - nenän alta – leuka ylhääl-tä alaspäin – lopuksi kaula alhaalta ylöspäin,

- ajosuunta myötää karvan kasvusuuntaa,

- pingota tarvittaessa ihoa, jotta ihopoimut suoristuvat;

- iho on herkintä kaulalla ja

- vaikein kohta ovat nenän siivekkeet,

- varo luomia ja muuta ihosta koholla olevia.

Lopuksi:

- supistetaan ihohuokoset joko kylmällä vedellä tai partavedellä.

- parranajokone puhdistetaan:
  > käsikäyttöisen osat pestään ja jätetään kuivumaan;
  > sähkökoneen osat puhdistetaan harjalla; tarvittaessa osat desinfioidaan desinfektioaineella.

Tiesitkö, että...

- hoitamaton ja likainen parta on hyvä kasvualusta tarttuvalle sienelle.
- sienitulehdus voi tarttua suuhun, käsiin, kynsivalleihin, nivustaipeisiin, korvan taustoihin, varpaiden väleihin.
- sienitulehdus on sitkeä hoidettava. Lääkehoitoa on jatkettava riittävän kauan.

Kylvettäminen, apuvälineitä suihkuun menoon

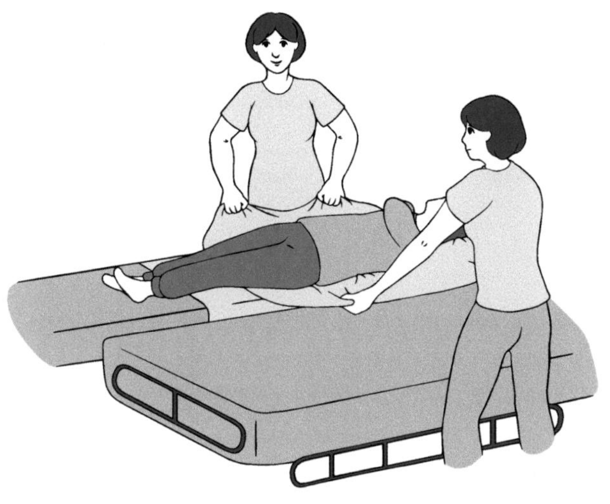

Siirto suihkupaareille.

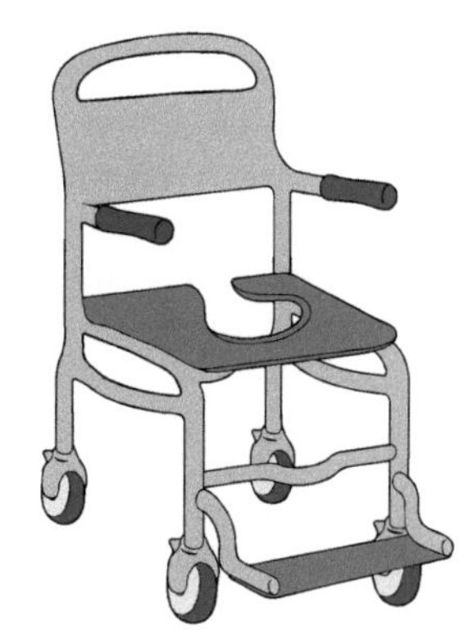

Suihkutuoli

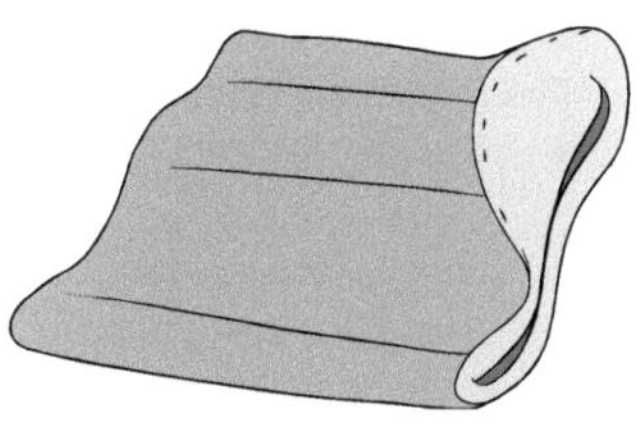

Liukulakana

SIIRTO SUIHKUPAAREILLE

Valmistelut:

- kaksi avustajaa,

- suihkupaarit ja liukulakana,

- suihkupaarit kiinni sänkyyn, joka hieman ylempänä,

- kiinnitetään jarrut molemmista!

- laitetaan avustettavan alle siirtolakana, siirtolevy tai vuodesuoja (kyljelle käännön avulla).

Siirto: yhtäaikaisesti

- suihkupaarin puolella oleva avustaja vetää ja

- vuoteen puolella oleva avustaja keventää liukulakanalla

Lopuksi:

- liukulakana poistetaan suihkupaareilla /kyljelle käännön avulla).

- Nostetaan laidat ja avataan jarrut.

- Peitto tai iso kylpypyyhe asiakkaan päälle siirron ajaksi.

SUIHKULAVETILLA PESEMINEN

Valmistelut:

Välineet kerätään:

- avustajalle suojakäsineet, suojaesiliina, saappaat
- henkilökohtaiset hygieniavälineet (pesuaineet, ihovoide, jalkojen hoitovälineet, kampa jne.) ja
- puhtaat pitovaatteet avustettavalle
- pesulaput, pyyhe
- puhtaat vuodevaatteet

Siirto suihkulavetille: asukashuoneessa. Siirron aikana avustettava aina peitettynä.

Riisutaan

Veden lämpö tarkistetaan sopivaksi omaan käteen ja avustettavan jalkaan.

Peseminen:

- pestään pesulapulla ja pesuaineella
- huuhdotaan
- avustettava peseytyy itse niin paljon kuin mahdollista, esim. kasvot, alapesu.

Pesujärjestys selällään:

- hiukset, pesulapulla kasvot, kaula ja erityisen huolellisesti korvat ja korvien taustat,
- kädet ja kainalot ml. kainalokuopat,
- vartalo, rintojen alusta ja napa huomioiden,
- alapesu naisilla jalkoja levittäen; miehillä myös esinahkan alta ja kivespussit; nivustaipeet huolellisesti tarvittaessa mahan poimuja nostaen,
- lopuksi jalat, varpaanvälit huolellisesti;
- huuhdellaan.

Avustettava kääntyy / käännetään kyljelleen:

- pestään niska, selkä ja alapesu takapuolelta sekä jalat,
- huuhdellaan.

Takaisin selälleen ja huuhdellaan vielä lopuksi koko vartalo.

Kuivaaminen: hiukset ja iho kasvoista alkaen

Ihon kunto tarkistetaan:

- erityisesti huomioiden korvien tausta, kaulan poimut, sormien välit, rintojen alusta, nivustaipeet ja pakaravaot, varpaiden välit.

Siirretään lavetilta puhtaaksi petattuun vuoteeseen, jossa kuivataan loppuun.

Välineiden huolto:

- puhdistetaan suihkulaveri,
- siivotaan suihkutila ja
- avustettavan henkilökohtaiset hygieniavälineet pestään ja paikoilleen.

Asukashuoneessa:

- Puetaan (avustettava pukee mukana) puhtaat vaatteet. Kuivataan vielä tarvittaessa.
- Kammataan / kuivataan hiukset; leikataan tarvittaessa kynnet; rasvataan iho jne. Pestään hampaat.
- Hyvä asento vuoteessa huomioidaan.

JALKOJEN HOITO

Jalkojen hoitoon kuuluu:

Jalkojen pesu, jalkojen kuivaus, ihon hoito, jalkojen rasvaus, tiiviiden varvasvälien hoito, kynsien hoito, jalkojen tarkistaminen, sukka ja jalkine.

Jalkojen pesu
Pese jalat iltaisin lämpimällä, mieluiten juoksevalla vedellä – ilman saippuaa ja raspeja.

Jalkojen kuivaus
Kuivaa jalat pehmeällä froteepyyhkeellä; erityisen huolellisesti varpaiden välit.

Jalkojen rasvaus
1. Rasvaa jalat perusvoiteella. Laita rasvaa melko runsaasti ja hiero rasva ihoon.

2. Ei rasvaa varpaanväleihin! -> iho hautuu -> sienitulehdus.

Varpaanvälit
1. Kuivaa huolellisesti.

2. Laita tiukkoihin ja / tai punoittaviin varpaanväleihin apteekista saatavaa lampaanvillaa.

Kynsien leikkaus
1. Leikkaa varpaan pään mukaisesti huomioiden kynnen malli.

2. Kulmia voi pyöristää kynsiviilalla vain sen verran ettei terävä kulma hankaa viereistä varvasta.

3. Jos et voi leikata kynsiä, lyhennä viilaamalla.

» *Lähde:*
http://www.hus.fi/sairaanhoito/
sairaanhoitopalvelut/endokrinologia/
Documents/Diabeetikon%20jalkojen%20omahoito-opas.
pdf

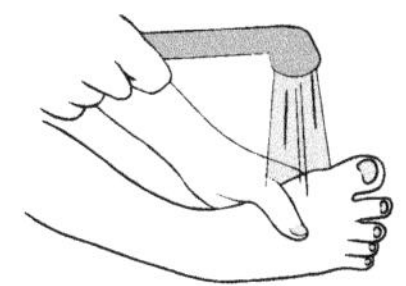

Jalkojen pesu

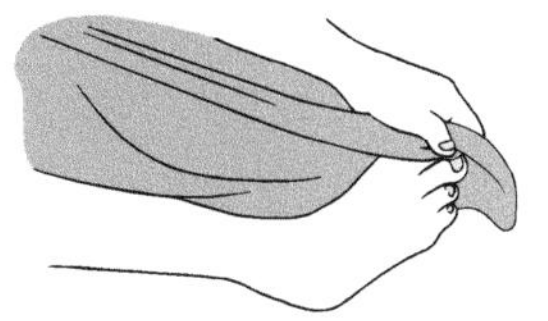

Jalkojen kuivaus

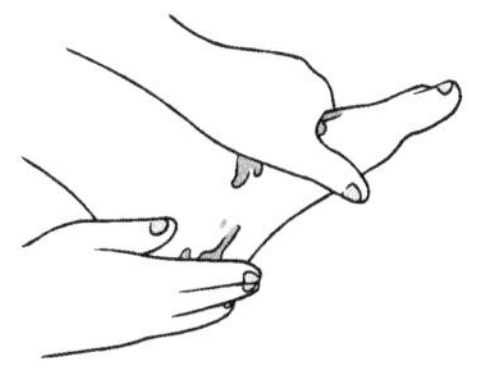

Jalkojen rasvaus

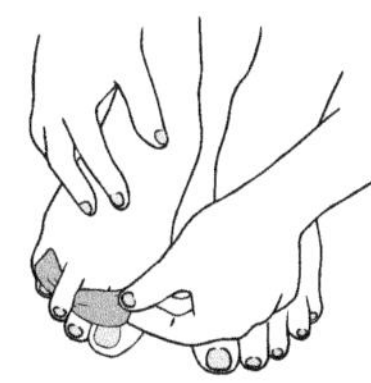

Varvasväleihin tarvittaessa lam-paanvillaa

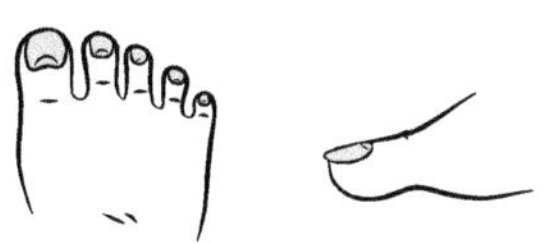

Kynsien leikkaus

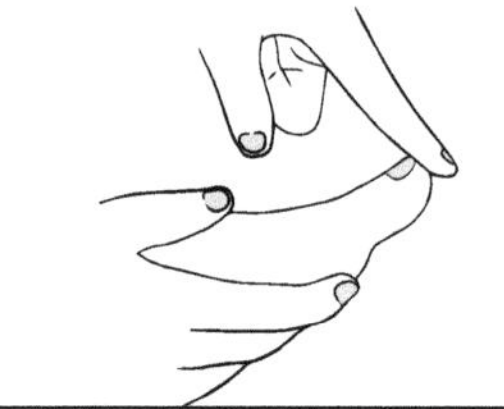

Kynsien pituuden tarkastaminen

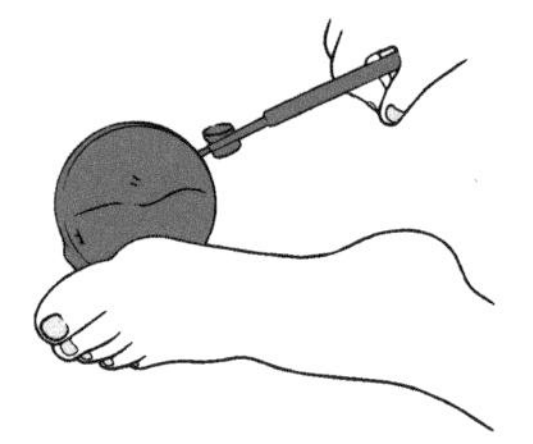

Jalkojen tarkistaminen peilin avulla

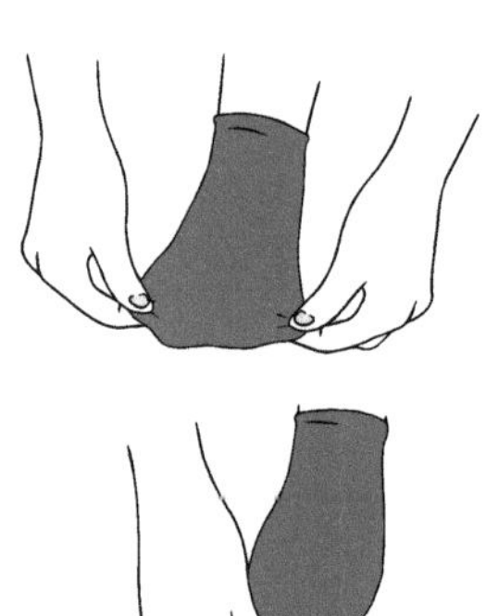

Sukan valinta

Kynnen pituuden tarkistaminen

Kokeile sormella; jos kynsi tuntuu sormeen, se on sopivan pituinen.

1. Liian lyhyeksi leikattu ja kulmista pyöristetty kynsi kasvaa helposti kynsivallin sisään.

2. Älä käsittele kynsivalleja tai nostele kynnen kulmia terävällä! Niiden kasvu häiriintyy ja ne tulehtuvat helposti.

Jalkojen tarkistaminen peilin avulla

1. Tarkista jalkapohjat peilin avulla esim. kerran viikossa.

2. Jos on kipeitä hankaumia tai känsiä, ota yhteys jalkojenhoitajaan.

Sukan valinta

Puuvillasukka ei hiosta. Varmista,

1. että sukassa on riittävän leveä kärki,

2. että terä on riittävän pitkä,

3. että sukan resori ei purista!

Kengän valinta:

Riittävän

1. leveä lesti,

2. suuri kooltaan – kärkeen pitää jäädä hieman tilaa,

3. tukeva, mutta taipuva pohja,

4. korko 2–5 cm,

5. kantapäätä tukeva kantakuppi kanta-askellusta varten – kenkä pysyy jalassa,

6. kiinnitys tarpeeksi ylhäällä, estää kantapäätä nousemasta askeleen aikana,

7. vuodenaikaan sopiva,

8. kestää pesun.

» *Varvasvälien sienitulehduksen hoidossa pitää jalat pestä ja sukat vaihtaa päivittäin. Lääkehoidon loputtua kengätkin pitää pestä ja kuivata hyvin. Sieni voi tarttua kenkien välitykselläkin.*

Alapesu

NAISTEN ALAPESU AVUSTAJAN SUORITTAMANA

1. Suojakäsineet avustajan käteen - pesulappu lähettyville

2. Testataan veden lämpötila.

3. Avustettava istuu Wc-istuimella tai suihkutuolissa jalat levällään.

4. Avustaja suihkuttaa edestä ulkosynnytinelimiä ja pesee pesulapulla huolellisesti ulkosynnyttimet ja peräsuolen alueen.

5. Kuivataan erillisellä tähän tarkoitukseen varatulla pyyhkeellä, ensin istuen ja lopuksi avustettavan seistessä tai vuoteessa.

6. Tarkistetaan nivustaipeiden iho avustettavan seistessä tai vuoteessa.

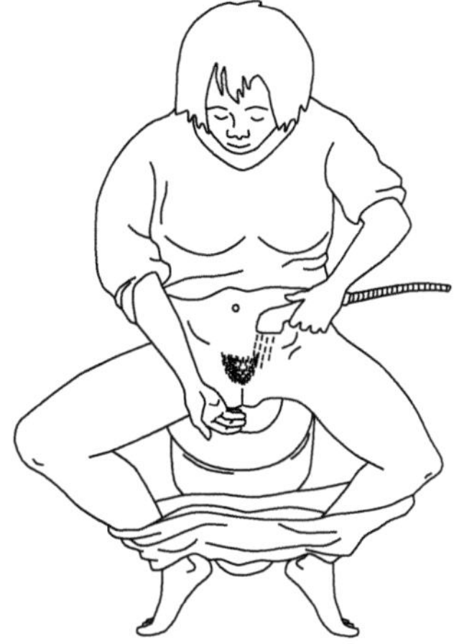

Naisten alapesu

MIESTEN ALAPESU

1. ks. kuvaa

2. on tärkeää vetää esinahkaa ylöspäin ja pestä terskan alue huolellisesti, koska

3. esinahan taskuun kertyy eritettä, joka on hyvä kasvualusta sieni- yms. tulehduksille, (erityisesti iäkkäät miehet).

» *Alapesut olisi hyvä pestä pelkällä vedellä, jotta normaali tulehduksilta suojaava pieneliökanta säilyisi.*

» *Alapesu vähintään kerran päivässä, vaippaa käyttävillä aamuin illoin.*

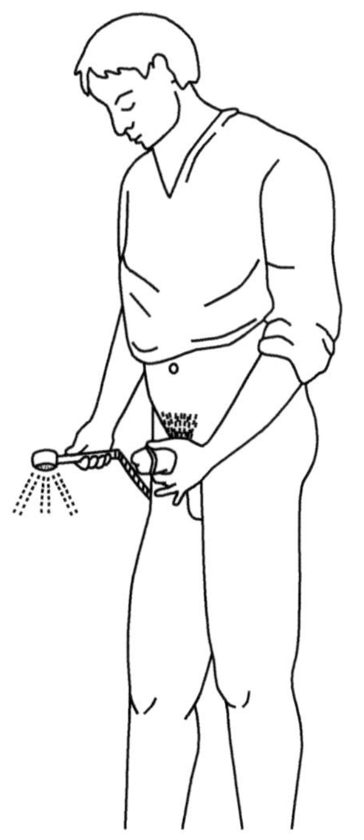

Miesten alapesu

Tiesitkö, että...

- sienitulehdus nivustaipeissa ja ulkoisissa sukuelimissä on vaikeasti hoidettava,
- huolelliset alapesut ja kuivaus ovat parasta ennaltaehkäisyä.

IÄKKÄILLÄ PESUT TILANTEEN MUKAAN:

- ns. pikkupesut aamuisin: hampaiden puhdistus ja suun limakalvon tarkastus; kasvot, kainalot, taipeiden tarkistus; alapesu; jalkojen ja varpaiden välien tarkastus ja pesu tarvittaessa,

- iltaisin hampaiden puhdistus ja alapesu,

- hiusten kampaus aamuin illoin

- parranajo yksilöllisen tarpeen mukaan,

- suihkussa kerran viikossa.

Koska iäkkäiden iho kuivaa helposti ja menee rikki, jolloin altis ihotulehduksille
> *juotava riittävästi ja päivittäin ihon rasvaus* (erityisesti jalkojen ihon) – ei varvasväleihin.

Vaipan vaihto vuoteessa

VAIPAN VAIHTO VUOTEESSA

Valmistelut:
- suojakäsineet käteen,
- puhdas vaippa,
- roskapussi,
- sänky sopivalle korkeudelle.

Vaipan vaihto:
Vaipan poisottaminen:
- laske housut polven yläpuolelle, (avustettava selällään polvet koukussa ja kohottaa lantiotaan),
- avaa vaipan teipit (avustettava selällään),
- ohjaa avustettavaa kääntymään kyljelleen,
- poista vaippa avustettavan nostaessa ylempää jalkaansa > kääri vaipasta "nyytti" muoviensa sisään > laita suoraan roskapussiin.

Alapesu tarvittaessa

Puhtaan vaipan laittaminen:
- muodosta käteesi puhtaasta vaipasta "kouru" ja
- avustettavan nostaessa päällimmäistä jalkaansa vie vaippa reisien välistä tukevasti paikoilleen
- levitä vaippa selän puolelta,
- avustettava kääntyy selälleen,
- kiinnitetään vaipan teipit molemmilta puolilta,
- nostetaan housut paikoilleen.

Lopuksi
- varmistutaan vaipan paikasta ja mukavuudesta,
- viedään käytetty vaippa jätteiden keräyspaikkaan.

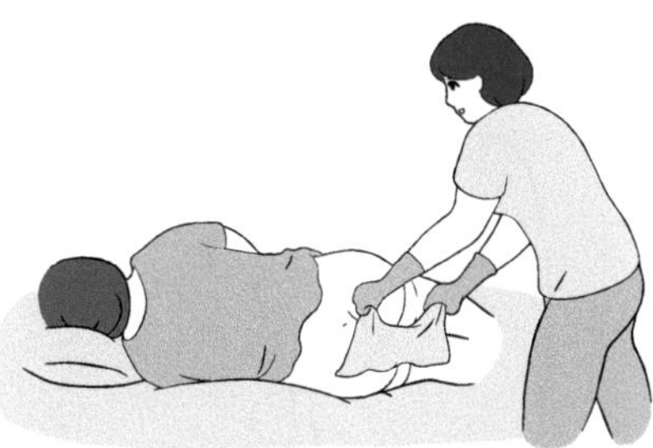

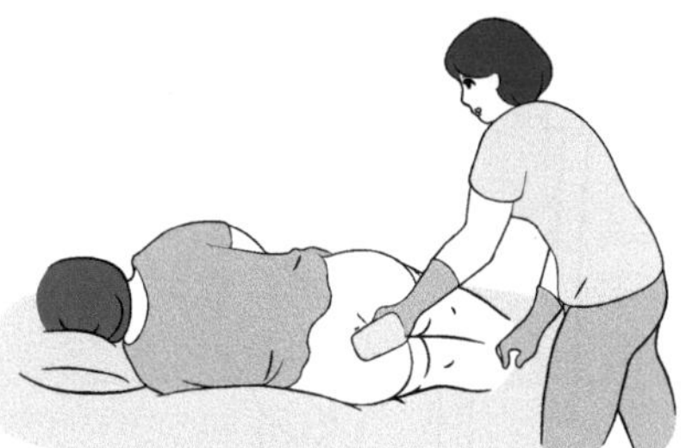

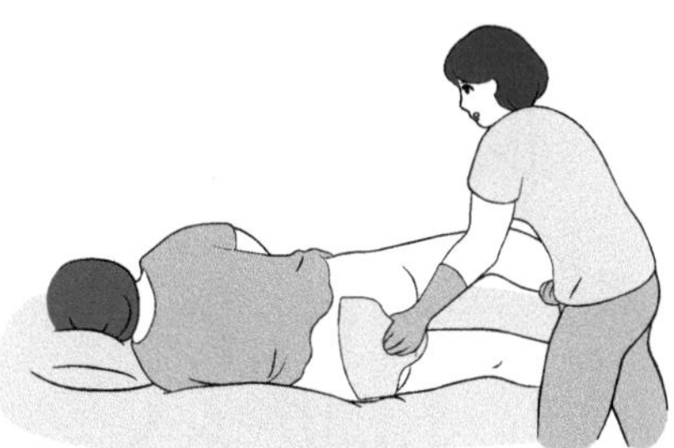

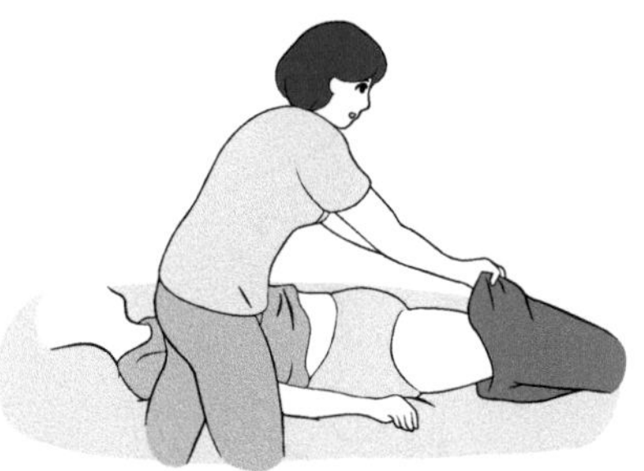

Vaipan vaihto

PUKEMINEN JA RIISUMINEN

Paidan riisuminen

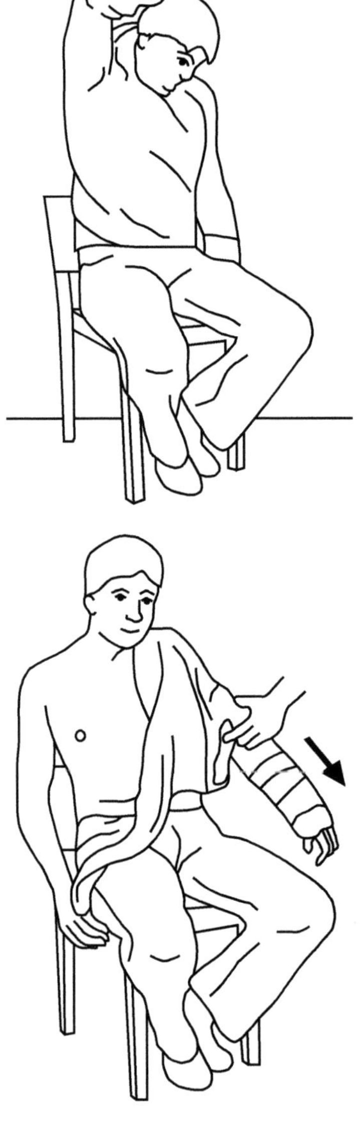

Paidan riisuminen

PAIDAN RIISUMINEN PÄÄN YLI

1. tartutaan terveellä kädellä paidan kauluk-sesta niskan puolta ja

2. vedetään pään yli.

3. Avustaja pujottelee paidan hihan pois ter-veestä kädestä tai

4. avustettava itse voi laittaa riisutun hihan pakaransa alle ja vetää terveen kätensä hihasta.

5. Avustettava pujottaa vammautuneesta kädestä hihan pois.

HUOMAA, ETTÄ PAIDAN VOI RIISUA MYÖS KÄDEN KAUTTA AVUSTETTAVALTA (VUOTEESSA):

1. avataan paidan napit

2. pujotetaan parempi käsi ensi pois hihas-ta ja rullataan paita lähelle kylkeä,

3. käännetään makuulla oleva avustettava kyljelleen (paitakäärön yli) ja

4. vapautetaan huonompi käsi hihasta.

Samalla periaatteella myös istuvalta avustet-tavalta.

» *Ks. pukeutumiseen liittyviä apuvälineitä esim. http://www.apuvalineavux.fi/38-pukeutuminen*

Paidan pukeminen

PAIDAN PUKEMINEN ISTUVALLE KÄDEN KAUTTA

1. avustaja pujottaa kätensä paidan oikeaan hihaan ja

2. tarttuu avustettavan vammautuneeseen (oik.) käteen (ranteeseen) sekä oikaisee hihan vammautuneeseen käteen ja

3. vetää paidan selän taakse.

4. oikaisee paidan selkäosan.

5. lopuksi pujotetaan terve käsi hihaan.

PAIDAN PUKEMINEN ISTUVALLE/ MAKAAVALLE PÄÄN KAUTTA (ei kuvaa)

1. aseta paita rinnan päälle (polville) helma ylöspäin ja selkäpuoli päällimmäisenä,

2. pujota raajat hihoihin,

3. vedä paita avustettavan pään yli,

4. oikaise paidan selkäosa istuvalta ja käännä makaava avustettava kyljelleen ja oikaise paidan selkäosa.

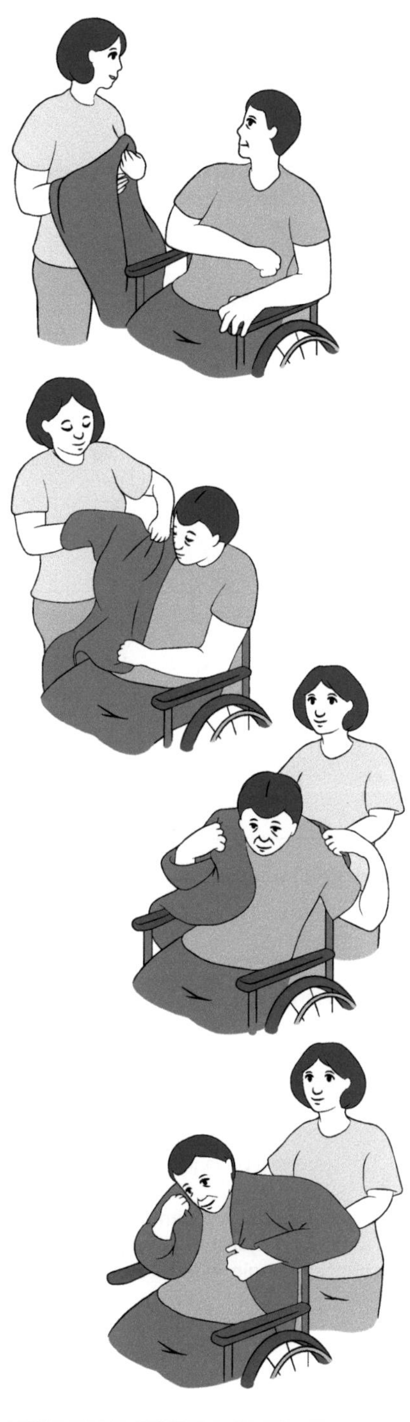

Paidan pukeminen

Housujen riisuminen ja pukeminen

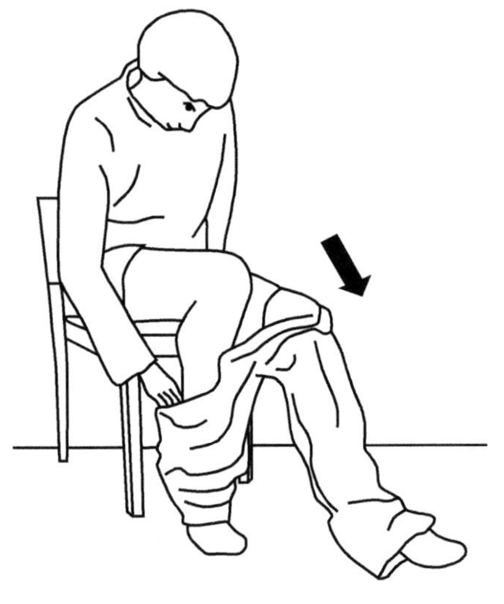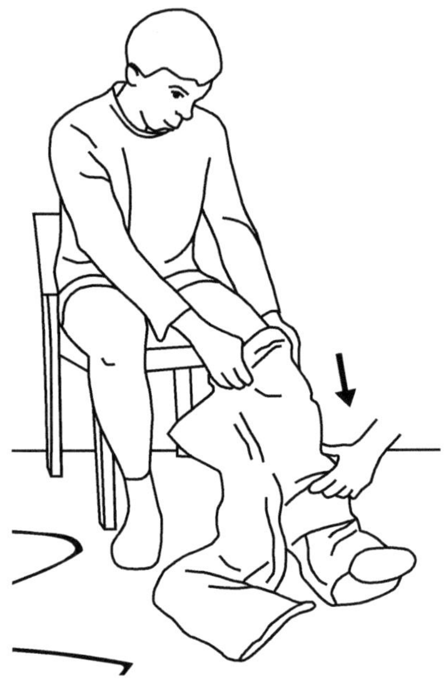

Housujen riisuminen

HOUSUJEN RIISUMINEN

1. Riisutaan ensin terve jalka pujottamalla lahje alas.

2. Toiseksi vammautunut jalka riisutaan samalla periaatteella.

Housujen pukeminen tapahtuu samalla periaatteella paitsi, että puetaan ensin vammautunut jalka.

Muista, että...

- riisuttaessa ensin otetaan terve raaja hihasta, lahkeesta ja
- puettaessa ensin laitetaan vammautunut raaja hihaan tai lahkeeseen.

SYÖMINEN

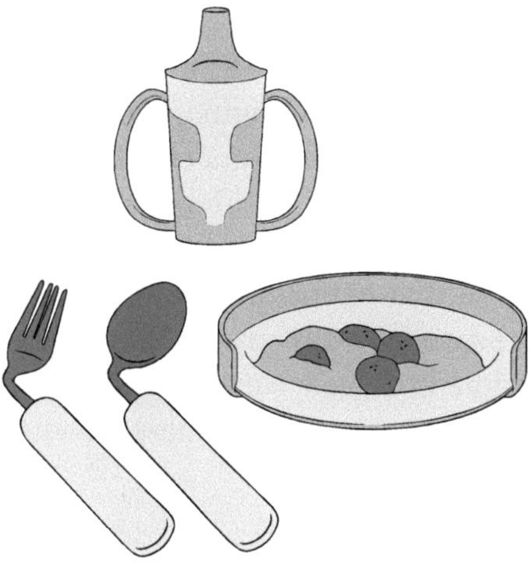

Ruokailun apuvälineet

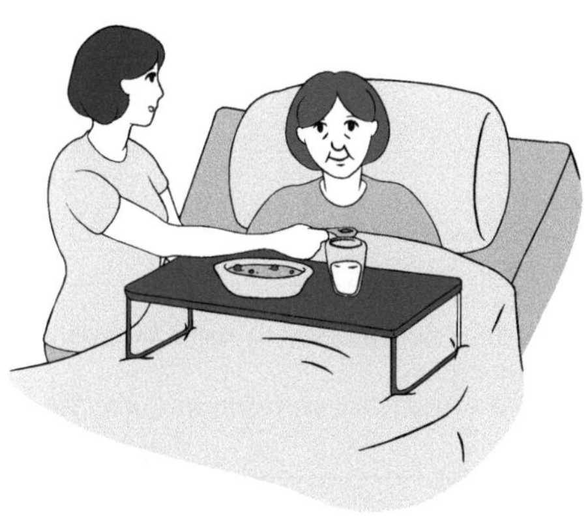

Syöttäminen

» *ks. esim. www.respecta.fi,
ruokailun apuvälineet on
kohdassa kodinhoito*

SYÖTTÄMISTILANNE

Valmistelut:

- pese kätesi,

- valitse aterimet ruuan mukaan, kiinteään ruokaan haarukka ja veitsi, lusikka vain keitoissa tms.,

- säädä sänky puoli-istuvaan asentoon ja tue tyynyillä syötettävälle hyvä asento,

Laita apupöytä siten, että
- syötettävä näkee ruuan ja

- voi syödä itse, minkä pystyy,

- laita tarvittaessa ruokaliina tms. suoja,

- säädä sängyn tai tuolin korkeus sopivaksi niin, että asentosi on hyvä,

- istuudu tuolille avustettavan oikealle puolelle vastakkain avustettavan kanssa.

Ruokailutilanne:
- anna avustettavan syödä itse mahdollisimman paljon itse, esim. voileipä omasta kädestään tai juoda pillillä lasista,

- noudata avustettavan ruokailutahtia ja

- hänen haluamaansa määrää ja ruokalajeja,

- tarjoa sopivankokoiset suupalat ja anna aikaa pureskella ruoka kunnolla,

- tarjoa välillä maitoa tms. nestettä,

- anna lopuksi vettä suun huuhtomiseksi.

Lopuksi:
- merkitse tarvittaessa nestelistaan,

- laske sänky vaaka-asentoon ja

- tarkista avustettavan asento,

- vie ruokatarjotin keittiöön ja laita käytetyt astiat niille varattuun paikkaan.

Nestelista

Nestelistaa käytetään seurattaessa elimistöön menevän ja sieltä poistuvan nesteen määrää. Sitä täytetään tilanteissa, joissa ruokahalu on huono, avustettava syö vähän ja juo silmämäärisestikin vähän. Esim. ripulin ja kuumeen aikana elimistöstä poistuu normaalia enemmän nestettä ja solujen toiminnalle tärkeitä kivennäisaineita.

Erityisesti huonokuntoiset vanhukset ovat alttiita elimistön kuivumiselle ja siitä seuraaville haitoille: huimaus, väsymys, kaatuilu, sekavuus jne. Kun elimistö on kuiva, virtsaa tulee vähän ja se on väriltään ruskeaa. Normaalioloissakin vanhustenkin pitäisi juoda 1–1,5 litraa nestettä vuorokaudessa (ruuassa saadun nesteen lisäksi).

NIMI Avustettava Malli			Pvm: 20.10.2015	
Klo	Suun kautta: syönyt / juonut	ml	jätetty pöydälle	Oksennus, ripuli yms.
8:00	aamupuuro	100		
	maito	200		100
	vesi		< ~~100~~	
12:00	lounasruoka			
	maito	100		
	jälkiruoka	100		
	mehu		< ~~200~~	
14	päiväkahvi	100		
17	päivällinen			
21	iltapala	100		50
	vesi		< ~~100~~	
Yht.		700	500	150

- Jos seurattava juo pöydälle jätetyn, vedetään viiva päälle ja siirretään ko. ml-määrä juoduksi-sarakkeeseen ennen kuin lasketaan vuorokauden vesitasapaino.
- Vesitasapaino: saatu + 1200 ml; poistunut - 150 ml; jää + 1050 ml > *siis tarjotaan / juotetaan lisää juotavaa vähintään 1000 ml*

Esimerkki nestelistasta

» *Nestelistan muodolla ei ole väliä. Tärkeintä on merkitä syödyn ja juodun ruuan määrä (arvioituna), mahdollisten oksennusten ja ripulin määrä sekä seurata virtsan määrää.*

» *Elimistö on kuivunut, jos iho on kuiva, kimmoton ja ryppyinen, virtsan määrä vähenee, limakalvot suussa jne. kuivat ja karstaiset, helposti rikkoonvointi huono: pahoinvointi, janon tunne ja väsymys.*

» *Aikuisen keskimääräinen vedensaantitarve on noin 2 000 ml vuorokaudessa.*

SÄNGYN PETAAMINEN

Tyhjän vuoteen petaaminen

TYHJÄN VUOTEEN PETAUS, KUVA 1

1. Säätäkää sängyn korkeus sopivaksi.
2. Varatkaa puhdas aluslakana, tyynyliina ja pussilakana (ja peite).
3. Levittäkää aluslakana patjalle siten, että pääpuoleen tulee kääntövaraa ja molemmille puolin laskeutuu saman verran.

TYHJÄN VUOTEEN PETAUS, KUVAT 2–5

Kuva 2: kulman teko a)

- Patjaa nostetaan yhtäaikaisesti patjanpuoleisella kädellä ja samanaikaisesti päädyn puoleisella kädellä tartutaan lakanan päästä kiinni ja pingotetaan lakanakulmasta tiukalle.
- Lakanan sivut jäävät roikkumaan vapaana reunan yli.

Kuva 3: kulman teko b)

- Tarttukaa sängyn puoleisella kädellä lakanasta kuvan osoittamalla tavalla ja
- nostakaa reunaa niin, että tulee kolmio.

Kuva 4: kulman teko c)

- Pujottakaa vapaalla kädellä kolmion alhaalla riippuva osa patjan alle ja
- laittakaa kolmion päällimmäinen kulma patjan alle.

Kuva 5

- Siirtykää sängyn jalkopäähän ja tehkää kulmat samoin kuin edellä.
- Vetäkää lakana suoraksi samalla kun taivutatte sen pään patjan alle, niin lakanaan ei ryppyjä painamaan vuoteessa makaavan selän ihoa.

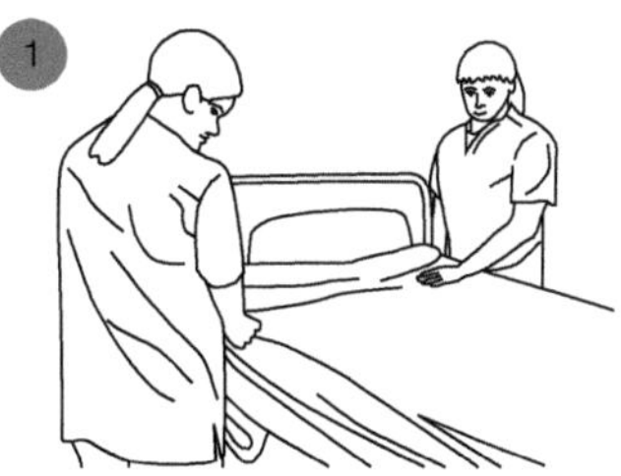

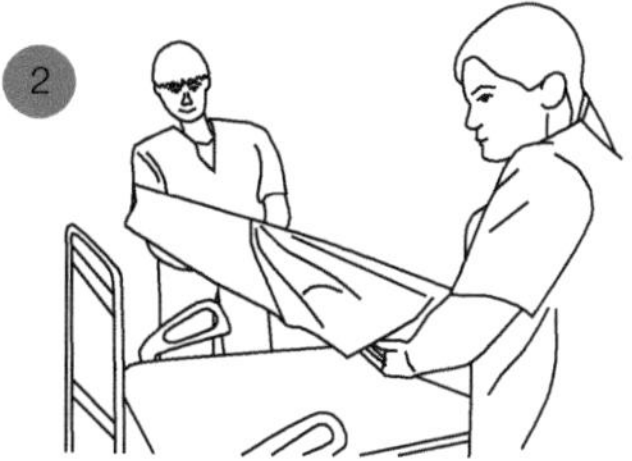

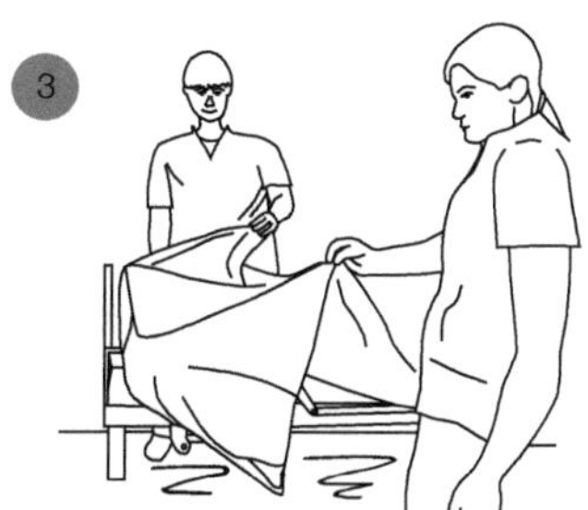

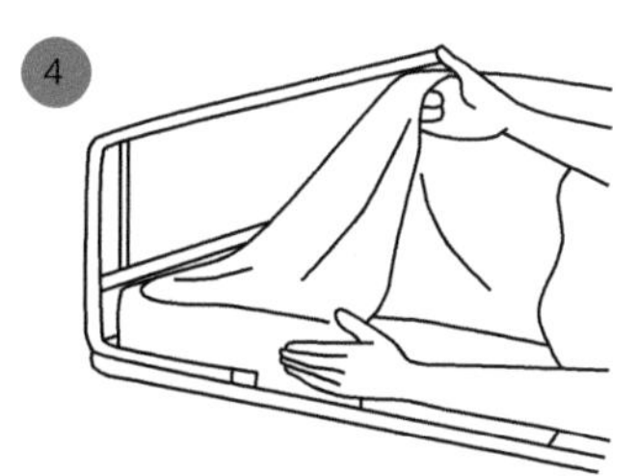

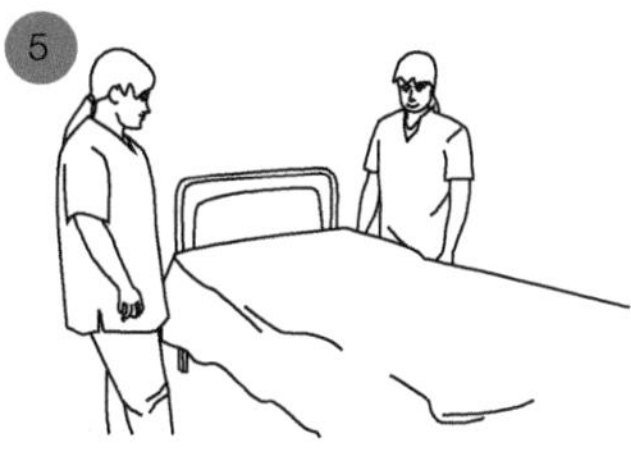

Tyhjän vuoteen petaaminen

Lakanan vaihto – avustettava vuoteessa

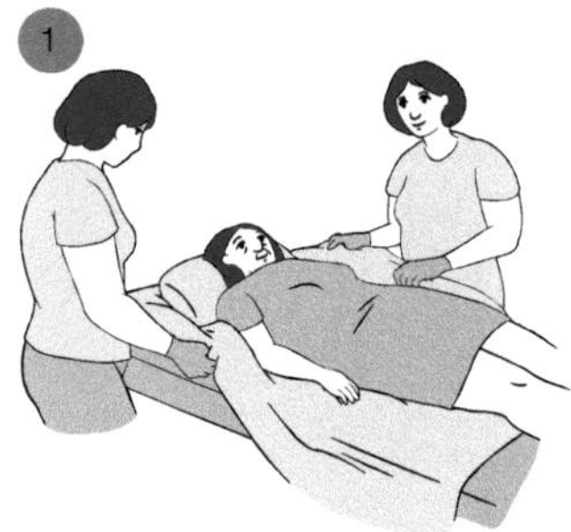

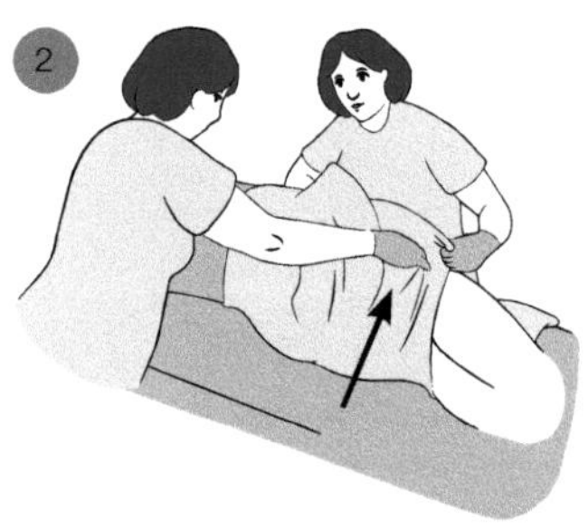

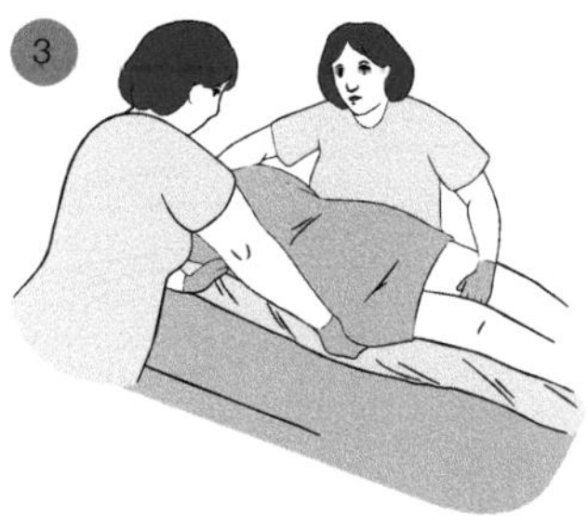

LAKANAN VAIHTO – AVUSTETTAVA VUOTEESSA, KUVAT 1–5

Valmistelut:

- kaksi avustajaa,

- varataan puhtaat vuodevaatteet: aluslakana, tarv. poikkilakana ja vuodesuoja, pussilakana ja tyynyliina,

- pyykkipussi tms. likaiselle pyykille,

- säädetään sänky sopivalle korkeudelle.

Kuva 1:

- Peite poistetaan tuolille viikaten.

- Aluslakana irrotetaan sivuilta molemmin puolin.

Kuva 2:

- Avustettava käännetään kyljelleen poikkilakanalla.

Kuva 3:

- Likaiset lakanat kääritään rullalle avustettavan selän taakse; lähelle selkää ja koko pituudeltaan.

Kuva 4:

- Avataan puhdas lakana patjan pituudelta suoraksi.

- Rullataan puhdas lakana koko pituudeltaan rullaksi likaisen rullan viereen lähelle avustettavan selkää.

- Reunan yli jää roikkumaan noin 1/4 osa lakanan leveydestä.

- Suoristetaan puhdas lakana tiukalle koko pituudeltaan ja

- tehdään lakanan kulma molempiin päihin.

Kuva 5:

- Käännetään avustettava lakanarullien yli toiselle kyljelleen.

- Poistetaan likainen lakana suoraan pyykkipussiin tms. ja

- Suoristetaan puhdas lakana.

- Tehdään kulmat molempiin päihin pingottaen lakan tiukalle.

- Lopuksi käännetään avustettava selälleen.

- Vaihdetaan puhdas tyynyliina ja pussilakana.

Lopuksi:

- Varmistetaan hyvä asento avustettavalle.

- Laitetaan peite.

- Kootaan likaiset vuodevaatteet ja viedään pyykkipussi pois. huoneesta.

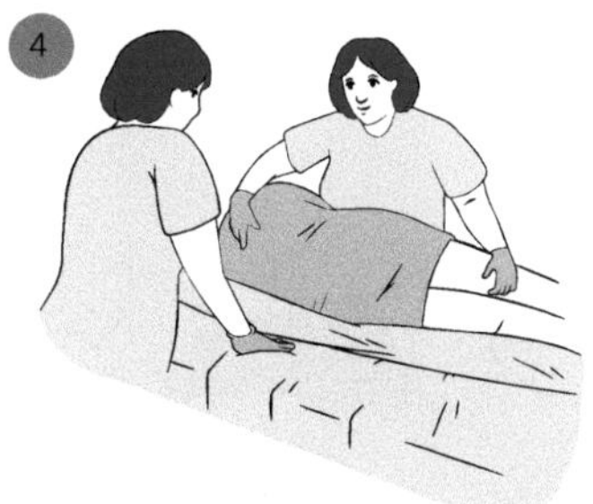

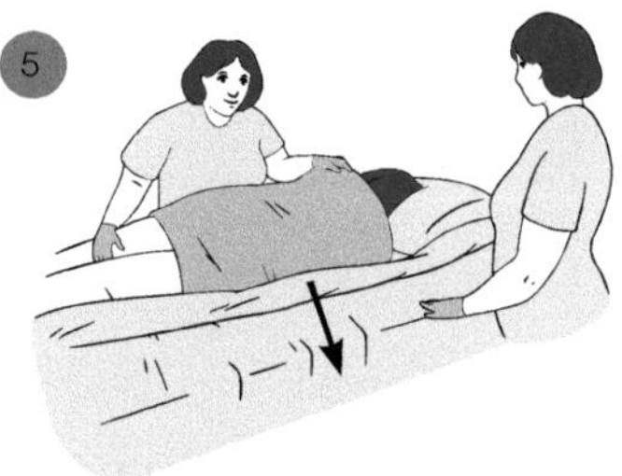

*Lakanan vaihto,
avustettava vuoteessa*

Pussilakanan laitto

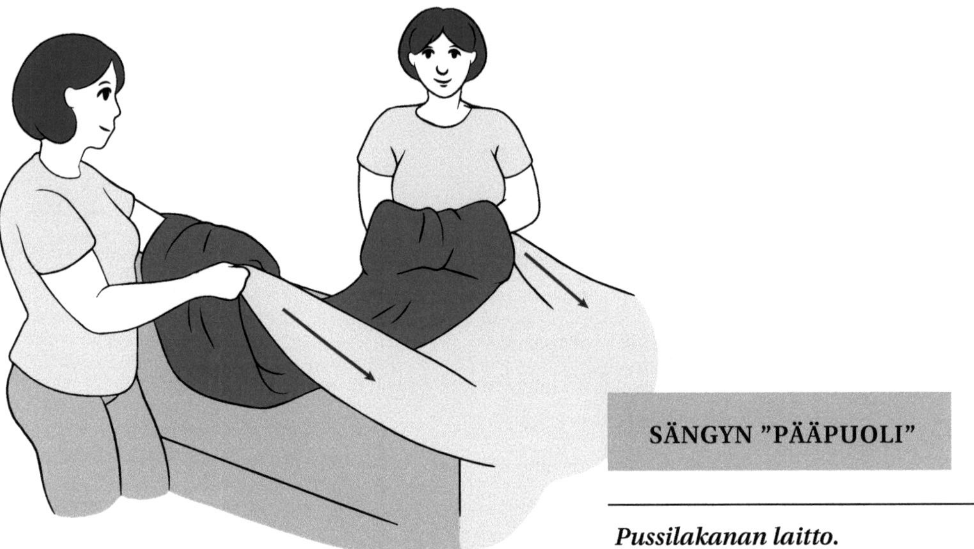

Pussilakanan laitto.

PUSSILAKANAN LAITTO

1. Säätäkää sängyn korkeus sopivaksi.

2. Levittäkää pussilakana sängylle siten, että avoin pää on jalkopäähän päin.

3. Levittäkää peite aivan jalkopäähän (pussilakanan perään).

4. Pujottakaa yhtäaikaisesti patjan puoleiset kädet pussilakanan sivussa olevista aukoista ja rullatkaa vapaina olevilla käsillä pussilakana niin, että voitte tarttua pääpuolessa olevilla käsillä peitteen reunoista.

5. Vetäkää peite suoraksi pussilakanan sisään samanaikaisesti toisella kädellä pussilakanaa oikaisten.

6. Kiinnittäkää lopuksi pussilakana jalkopäähän samoin kuin aluslakana.

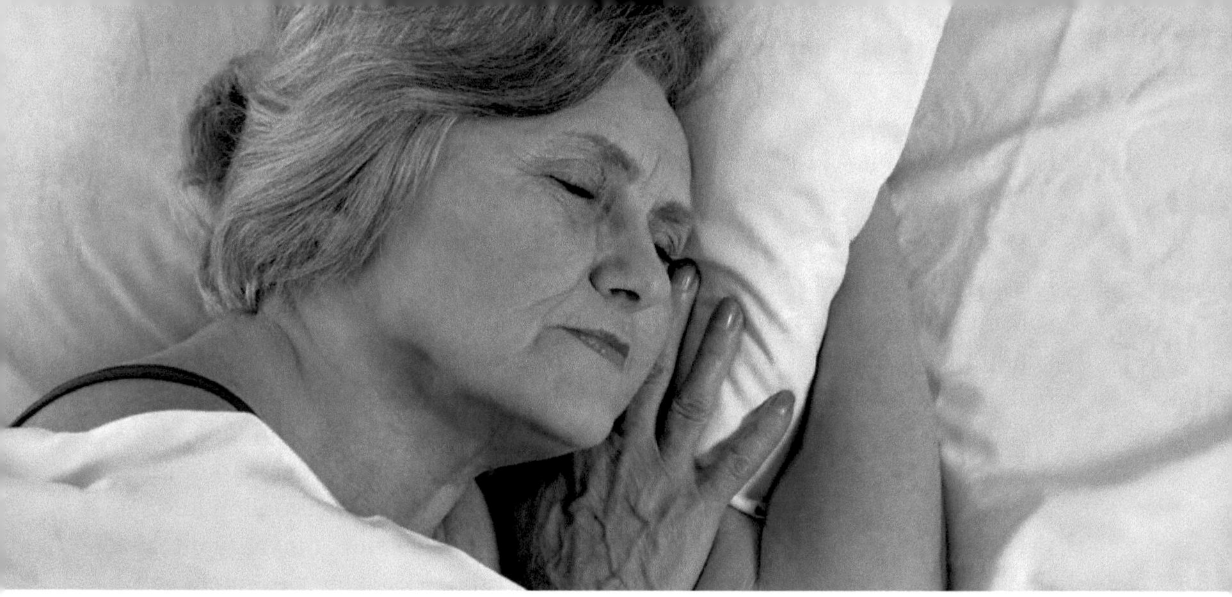

NUKKUMINEN

Uni on tärkeä kaikkien elintoimintojen, erityisesti aivojen toiminnan kannalta. Unen aikana elimistön kuona-aineet poistuvat elimistöstä ja energiavarastot elpyvät. Fyysinen aktiivisuus parantaa unen laatua, sen syvyyttä ja pituutta. Unen tärkein tehtävä tapahtuu aivoissa. Aivoissa syntyy uusia aivosoluja ja hermoverkot elpyvät, jolloin tiedonsiirto hermosolujen välillä elpyy. Unen aikana elimistön ulkoiset ärsykkeet eivät häiritse aivojen toimintaa, joten niissä tapahtuu erilaisia "huolto- ja rakennustöitä". Myös lihakset tarvitsevat lepoa. Unen aikana lihasjännitys laskee ja lihakset rentoutuvat. Riittävä uni (aikuisella 7–8 tuntia päivässä) on tärkeä muistisairauksien ja tuki- ja liikuntaelimistön sairauksien ehkäisykeino. Elimistön normaaleihin vanhenemismuutoksiin kuuluu unen tarpeen väheneminen (5–6 tuntia) ja unen katkonaisuutta. Vanhuksilla lyhyet päiväunet eivät vie yöunta.

KOTIKONSTEJA UNEN SAAMISEKSI

- makuuhuone: pimentää, viilentää (18–20 astetta) ja tuulettaa,
- vuode: puhdas, hyvä patja, peittoa sopivasti,
- yöpuku: sopivan lämmin, vanhuksilla sukat ja tarvittaessa kevyt yömyssy
- säännöllinen nukkumaan menoaika,
- nukkumaan vasta, kun väsyttää,
- käy wc:ssä ennen nukkumaan menoa,
- voileipä ja maitolasi,
- ei televisiota makuuhuoneeseen – pari tuntia taukoa katselusta,
- rentouttavaa musiikkia, mietiskelyä ym. kukin tapojensa mukaan.

LÄÄKKEEN ANTAMINEN

Joissakin tapauksissa avustajan ja erityisesti vammaisen henkilökohtaisena avustajana toimivan työtehtäviin kuuluu avustaa lääkkeiden ottamisessa. Lääkehoito on tarkkaan säädeltyä toimintaa sosiaali- ja terveydenhuollon toimipaikoissa (sairaaloissa ja terveyskeskuksissa, vanhainkodeissa, hoitokodeissa jne.). Samat säännökset koskevat myös yksityisiä ammatinharjoittajia ja toimintayksiköitä ja kotihoitoa. Jos lääkkeitä annetaan päiväkodeissa, kouluissa ja erilaisissa asumispalveluyksiköissä muiden kuin terveydenhuollon ammattiryhmien (lähi- ja sairaanhoitaja ym.) toimesta, lääkkeitä antavat työntekijät pitää perehdyttää kyseiseen lääkehoitotehtävään. Yksikköjen esimiehet ovat vastuussa tästä. Sama koskee myös vammaispalvelujen henkilökohtaisen avun järjestämistä vaikeavammaisille.

> » *Lääkkeiden antaminen, jakaminen ja kaikenlainen käsittely*
> *ovat potilasturvallisuuslaissa ja asetuksessa tarkoin säädeltyjä.*

JOS TEHTÄVIISI KUULUU AVUSTAA LÄÄKKEEN OTTAMISESSA

tai antaa hätätilanteessa esim. jokin kohtauslääke

1. Ota yhteys avustettavan lääkehoidosta vastaavaan tahoon, esimerkiksi avustettavan kotihoidosta vastaavaan työntekijään.

2. Hän neuvoo Sinulle, mistä ja miten saat kyseiseen **tehtävään koulutuksen ja virallisen kirjallisen luvan**.

Hyvä tietää lääkkeiden käytöstä

Kaikilla lääkkeillä on vaikutuksia elimistön toimintaan. Tavoiteltu eli toivottu lääkkeen vaikutus on se, että vaiva, johon lääke on määrätty, paranee tai helpottuu. Kaikilla lääkkeillä on myös muita vaikutuksia elimistöön eli sivuvaikutuksia. Usein miten niistä ei ole haittaa, mutta joissakin tapauksissa ne voivat jopa estää lääkkeen käytön. Seuraavana on muutamia asioita, jotka jokaisen lääkkeen käyttäjän tulisi selvittää joko kysymällä lääkäriltä, hoitajilta tai apteekista tai lukea lääkepakkauksessa olevasta pakkausselosteesta. Jos toimii avustajana lääkehoidon toteutumisessa, myös avustajan tulee selvittää nämä asiat.

SELVITÄ

1. ONKO LÄÄKE LÄÄKÄRIN MÄÄRÄÄMÄ JA MÄÄRÄTTTY AVUSTETTAVALLE?

2. MIHIN VAIVAAN LÄÄKE ON MÄÄRÄTTY?

- On turvallisinta avustaa vain lääkärin määräämien lääkkeiden otossa.
- Jos avustettava käyttää paljon käsikauppalääkkeitä reseptillä saatavien lääkkeiden lisäksi, tiedota asiasta omaisille ja kotisairaanhoitajalle – mieluimmin yhteisymmärryksessä avustettavan kanssa.

3. KUINKA PALJON LÄÄKETTÄ OTETAAN KERRALLA?

- Lääkärin määräämä kerta-annos näkyy lääkepakkauksen ohjelipukkeessa.
- Myös kerta-annosten lukumäärä on ohjelipukkeessa.
- Liian pienellä kerta-annoksella (kerralla otetaan) ei saavuteta haluttua lääkevaikutusta.
- Liian suuri kerta-annos voi aiheuttaa haitallisia sivuvaikutuksia ja jopa myrkytyksen.

4. KUINKA USEIN PÄIVÄSSÄ OTETAAN?

Lääke voidaan ottaa
- Kerran päivässä: yleensä aamuisin, (unilääke ja kolesterolilääke iltaisin),
- kahdesti päivässä: aamulla ja illalla, (nesteenpoistolääke aamulla ja iltapäivällä, diabeteslääkkeet lääkärin ohjeen mukaan),
- kolme kertaa päivässä (aamulla, päivällä ja illalla, kahdeksan tunnin välein),
- neljä kertaa päivässä (vähintään neljä tuntia väliä),
- viidesti päivässä tai useammin (ottoajat lääkärin ohjeen mukaan (periaate: mahdollisimman tasaisin välein).

5. MIHIN AIKAAN PÄIVÄSTÄ LÄÄKKEET OTETAAN?

- Jos avustettavan lääkkeet on jaettuna lääkedosettiin, siihen (tai mukana seuraavaan lääke-listaan) on merkitty lääkkeenottoajat.

- Pitkäaikaisessa käytössä olevat lääkkeet ja lääkekuurin kerta-annokset pitää ottaa joka päivä samaan aikaan, esim. kahdeksan tunnin välein > lääkkeen vaikutusteho pysyy tasaisena.

- On lääkkeitä, jotka on otettava juuri tiettyyn aikaan päivästä halutun vaikutuksen saamisek-si, esim. insuliinipistos tai rintakipuun nitro.

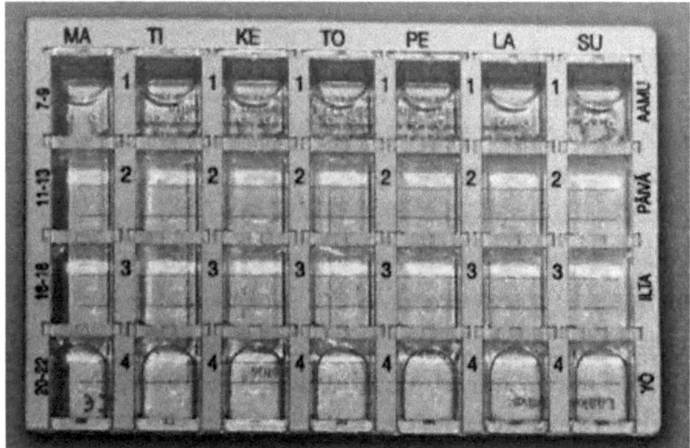

Lääkeannostelija

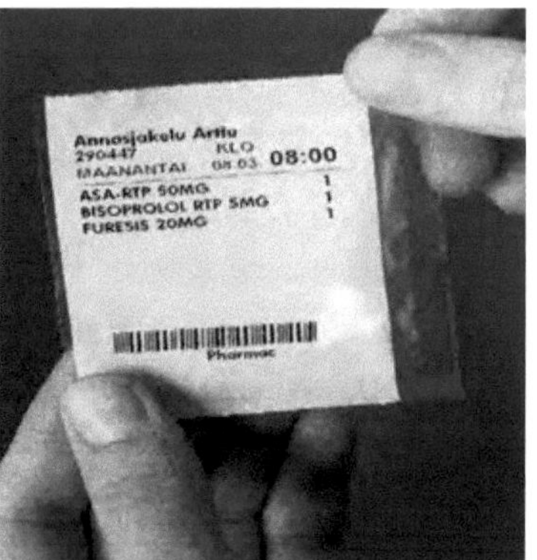

Annospussi

6. MILLÄ TAVOIN LÄÄKE OTETAAN?

- Yleisimmin lääke nielaistaan, pureskellaan tai annetaan liueta suussa.
- On myös tabletteja, joita ei saa puolittaa, murskata tai pureskella.
- Lääkettä voidaan antaa hengitysteihin sisään hengitettynä, iholle, silmään ja korvaan ja muihin elimistön luonnollisiin aukkoihin.
- Lue aina ohje lääkkeen pakkauksessa olevasta pakkausselosteesta!

6.1 Lääkkeet suun kautta

Ota lääkkeet

- veden kera, pari kulausta ennen lääkkeitä, puoli lasillista lopuksi,
- pystyasennosssa > ei tartu ruokatorveen,
- rakeet ja jauheet runsaan veden kera,
- liuoslääkkeet ja tipat suoraan suuhun,
- murskatut ja jauhetut tabletit välittömästi.

MUISTA:

» *Tavallisen jakouurteellisen tabletin voi yleensä puolittaa.*

» *Kalvopäällysteitä jakouurteetonta tablettia ei suositella rikottavan.*

» *Entero- ja depot-valmisteita ei koskaan rikota.*

OTETAANKO LÄÄKE RUUAN KANSSA VAI ILMAN?

- Ruoka vaikuttaa lääkkeen imeytymiseen mahalaukusta. Se voi nopeuttaa, hidastaa tai olla vaikuttamatta mitenkään lääkkeen imeytymiseen (verenkiertoon).
- Tyhjään mahaan määrätty lääke otetaan viimeistään tuntia ennen tai 2–3 tuntia ruuan jälkeen.
- Voileivän syöminen lääkkeen oton yhteydessä vastaa ateriaa.
- Ennen ateriaa määrätty lääke otetaan 15–30 minuuttia ennen ateriaa.

EI MAIDON KANSSA

» *rautavalmisteet,*

» *jotkut osteoporoosilääkkeet,*

» *jotkut antibiootit.*

MUISTA!

» *Kaikkia lääkkeitä ei aina saa ottaa yhtä aikaa – on pidettävä parin tunnin väli.*

» *Tarkista pakkausselosteesta!*

6.2 Muita tapoja ottaa lääkettä

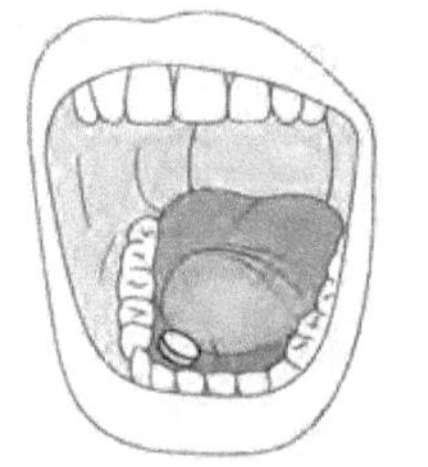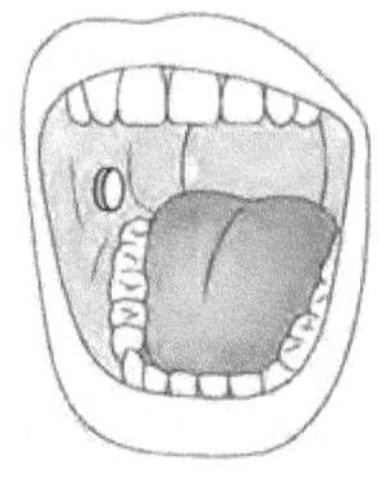

Kielenalustabletti, esim. Nitro, vasemmalla ja poskesta imeytyvä tabletti eli bukkaali tabletti oikealla.

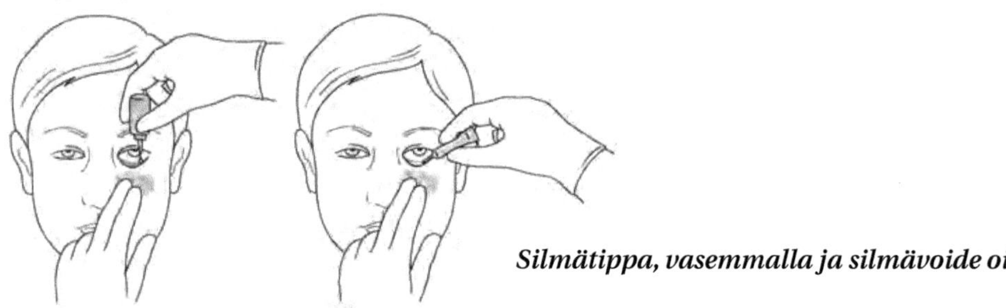

Silmätippa, vasemmalla ja silmävoide oikealla.

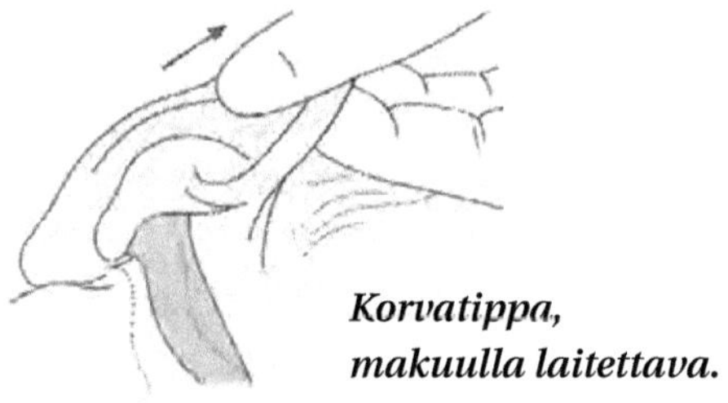

Korvatippa, makuulla laitettava.

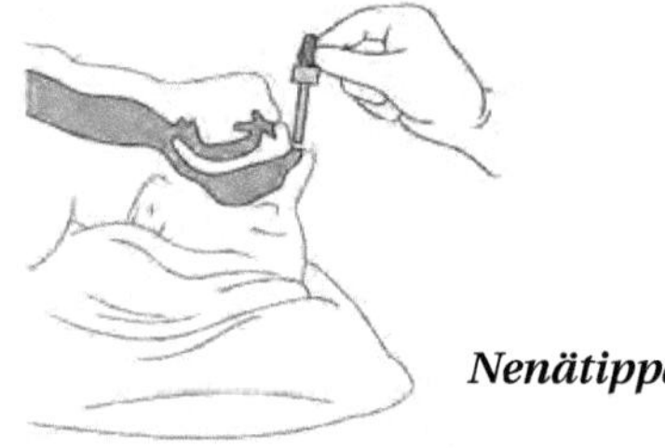

Nenätippa

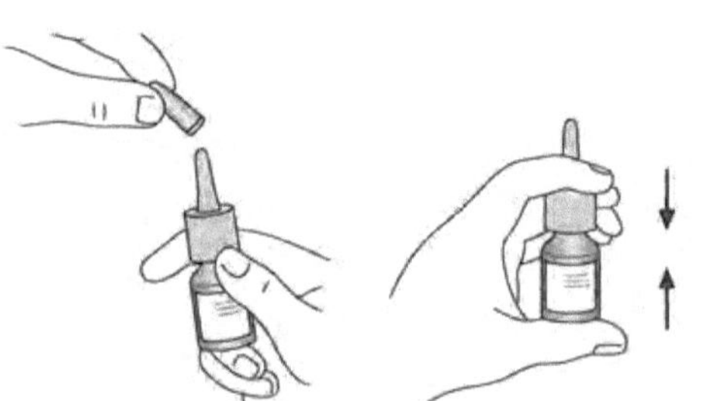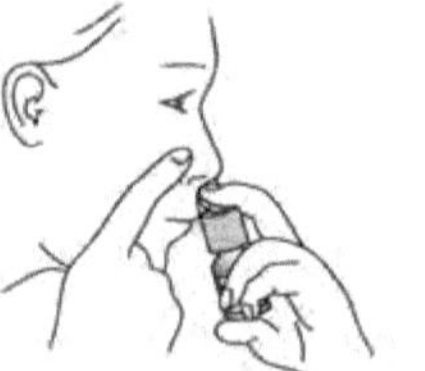

Nenäsuihke

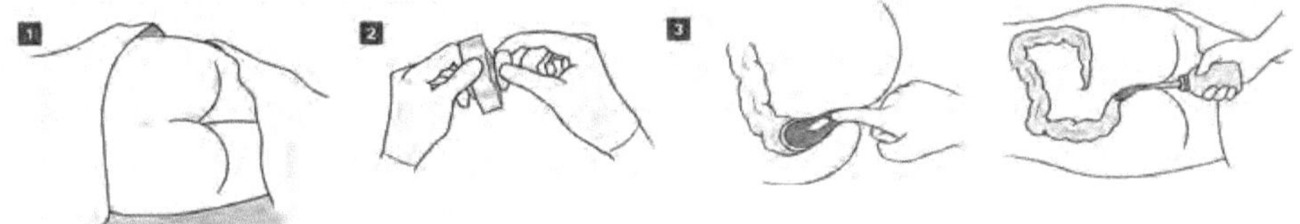

Lääkkeen antaminen peräsuoleen.

Tutustu aina lääkepakkauksessa olevaan ohjeeseen ennen kuin avustat lääkesuihkeen ottamisessa.

- Lääke suihkautetaan sisäänhengityksen aikana, jotta se kulkeutuu hengitysilman mukana keuhkorakkuloihin asti.

- Sieltä se imeytyy suoraan verenkiertoon ja vaikuttaa nopeasti.

- Perehdy annostelijaan, että tiedät, onko lääkettä jäljellä.

- Perehdy annostelijoiden puhdistukseen ja säilytykseen!

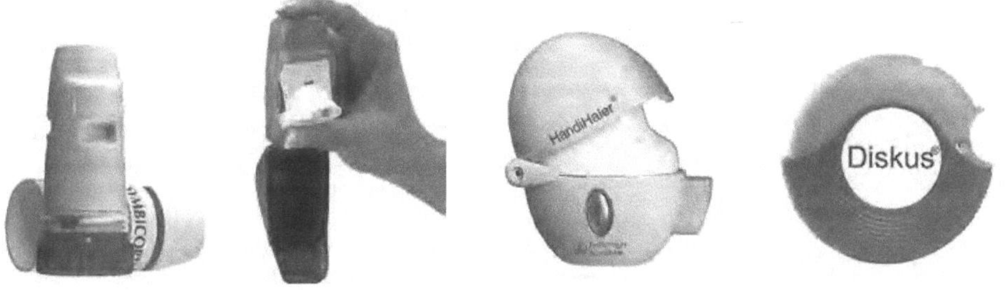

Jauheannostelijoita sisään hengitettävien lääkkeiden (astmalääkkeiden) ottoon

7. KUINKA KAUAN LÄÄKETTÄ KÄYTETÄÄN?

- *Pitkäaikaislääkitys* on tarkoitettu käytettäväksi koko sairauden ajan, esim. insuliinipistos koko eliniän.

- *Kuurilääkkeet* käytetään kuuri loppuun. Lääkkeenottoa jatketaan, vaikka oireet loppuvat ennen lääkkeiden loppumista. Jos lopettaa kuurin kesken, bakteerit tulevat vastustuskykyisiksi ko. lääkkeelle eikä se enää tehoa.

- *Tarvittaessa otettavia lääkkeitä,* kuten kipulääkkeitä, otetaan lääkärin määräyksen tai pakkausselosteen mukaan. Vuorokauden enimmäismäärää ei saa ylittää > voi aiheuttaa vakavia haittavaikutuksia elimistöön!

- *Lue käyttöohje* pakkauksen ohjelipukkeesta tai pakkausselosteesta!

8. KÄYTÄ VAROEN ALKOHOLIA LÄÄKEHOIDON YHTEYDESSÄ!

Joidenkin lääkkeiden ja alkoholin yhtäaikainen käyttö voi aiheuttaa yllättäviä seurauksia:

- humala voi olla poikkeuksellisen voimakas,

- joidenkin lääkkeiden kanssa alkoholin käyttö on ehdottomasti kielletty
  > maksavaurion vaara.

Lue aina pakkausselosteesta!

9. SÄILYTÄ LÄÄKKEET OIKEIN

1. alkuperäispakkauksessaan kuivassa paikassa

2. lukittavassa kaapissa, poissa lasten ulottuvilta,

3. oikeassa lämpötilassa:
   > jos pakkauksessa ei mainintaa, huoneenlämmössä
   (18–25 astetta),
   > viileässä 8–15 astetta,
   > kylmässä 2–8 astetta (jääkaapissa)

4. lääkedosetti pois auringonpaisteiselta ikkunalaudalta,

5. lääkekaappi pois kylpyhuoneesta!

Tiesitkö, että vanhetessa elimistön toiminta muuttuu?

- Munuaisten toiminnan heiketessä, lääkkeiden poistuminen elimistöstä hidastuu.

- Aivojen ja sydämen herkkyys lääkevaikutuksille voi lisääntyä, minkä vuoksi tututkin lääkkeet voivat aiheuttaa haittavaikutuksia.

- Lääkäri voi pienentää annostusta.

» *Lähteenä käytetty tekijän kirjaa Turvallinen lääkehoito kotona ja laitoksessa, 2011–2015, 1–4. painos, Sanoma Pro Oy, Helsinki*
» *www.fimea.fi/vaestolle*

Kuvat tekijän kirjasta

10. VANHENTUNEET JA KÄYTTÄMÄTTÄ JÄÄNEET LÄÄKKEET

- toimita apteekkiin hävitettäväksi

- poista alkuperäispakkauksestaan ja pakkaa näkyvään muovipussiin,

- palauta joditabletit alkuperäispakkauksessaan,

- palauta erillään lääkkeistä ja selvästi merkittyinä käytetyt ruiskut, neulat ja rikkoontuneet elohopeakuumemittarit.

Säästä luontoa

- Älä heitä lääkkeitä roskiin!

- Älä kaada liuoslääkkeitä viemäriin!

Lääkejätteet ovat ongelmajätteitä – apteekit lähettävät ne Riihimäen ongelmajätelaitokselle.

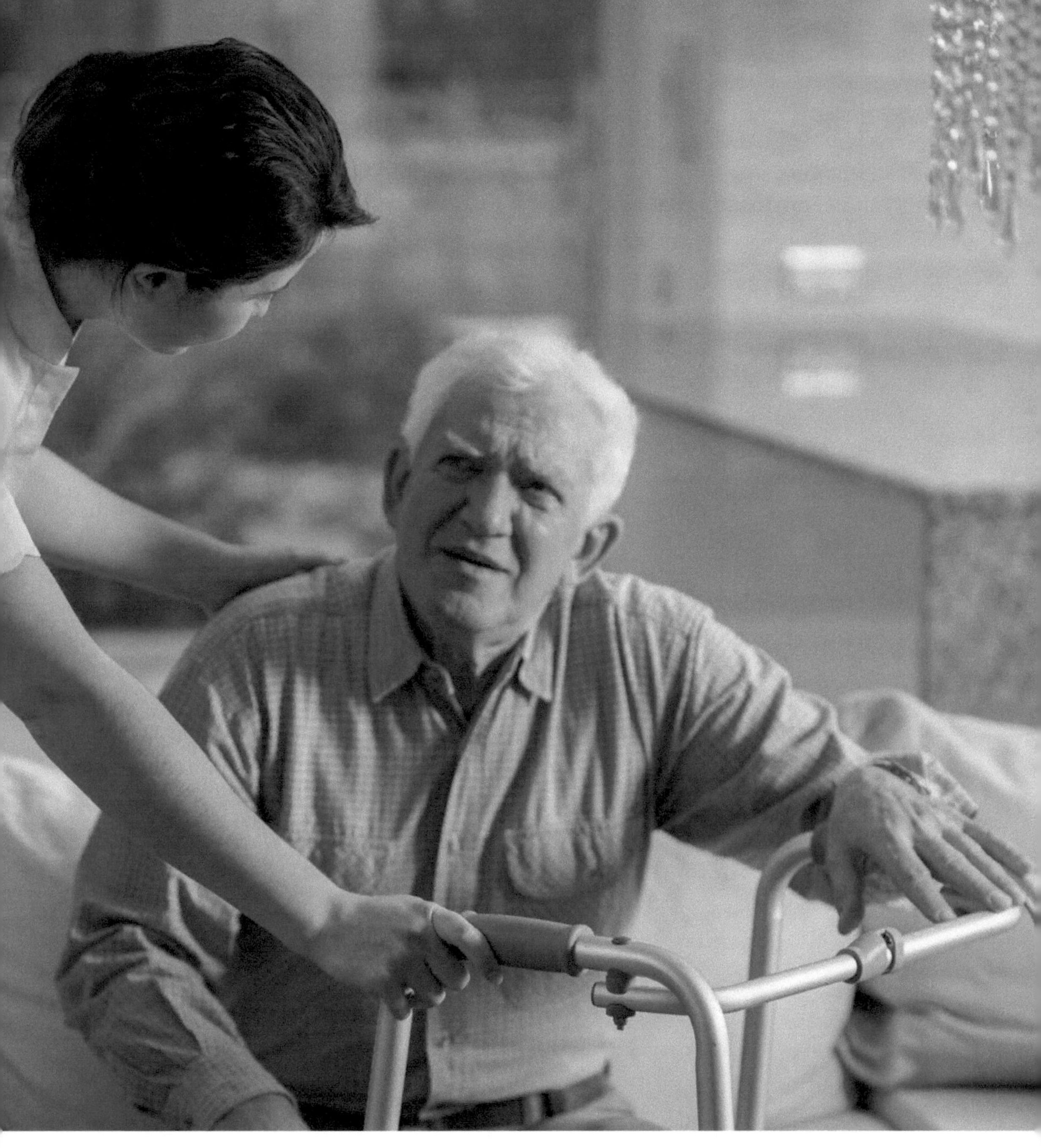

OSA 2. OHJEITA ASIAKASRYHMIEN AVUSTAMISEEN

Parkinsonintautia sairastavat, muistisairautta sairastavat,
näkövammaiset, kuulovammaiset, liikuntaesteiset, puhevammaiset

PARKINSONTAUTIA SAIRASTAVAT

Mitä elimistössä tapahtuu?

Parkinsonin tauti on parantumaton ja etenevä liikehäiriösairaus jonka syytä ei tiedetä. Tietyt aivojen liikesäätelyyn osallistuvat hermosolut alkavat tuhoutua normaalia ikääntymisprosessia nopeammin. Hermosoluja tuhoutuu pääasiallisesti keskiaivoissa sijaitsevan mustatumakkeen alueelta. Mustatumake kuuluu aivojen liikkeiden säätelyjärjestelmään. Solutuhosta seuraa dopamiini-nimisen välittäjäaineen väheneminen, minkä vuoksi tiedonsiirto hermosolusta toiseen vaikeutuu. Tämä aiheuttaa tahdonalaisiin liikkeisiin jäykkyyttä/kankeutta ja vapinaa. Tasapaino häiriintyy ja kävely voi jumittua ns. on off-tilaan, tai muuttua nopeaksi, tikittäväksi, jolloin on vaarana kaatuminen.

Hermosolujen tuhoutuminen on pysyvää ja peruuttamatonta. Suomessa Parkinsonin tautia sairastaa noin 16 000 ihmistä. Kyseessä on siis kohtalaisen yleinen sairaus. Parkinsonin tauti ei ole selvästi perinnöllinen, joskin sairastumiseen saattaa liittyä perinnöllinen alttius.

Parkinsonin taudin oireita hoidetaan lääkkeillä ja kuntoutuksella. Nykyään taudin oireet saadaan lääkityksen avulla kuitenkin yleensä varsin hyvin hallintaan.

LIIKETOIMINTOJEN SÄÄTELYSSÄ TARVITTAVAN VÄLITTÄJÄAINEEN PUUTTEESTA JOHTUVIA PIIRTEITÄ OVAT:

- Liikkeet ovat jäykkiä ja hitaita.
- Kädet vapisovat levossa ollessa, ns. karkealiikkeinen lepovapina.
- Tasapaino ja liikkeiden sujuvuus heikkenevät.
- Liikkeiden aloittainen, jatkaminen ja lopettaminen sekä liikkeestä toiseen siirtyminen vaatii lihastyötä > väsymystä.
- Myös masennusta ja muistihäiriöitä voi esiintyä.

MUISTA AVUSTAESSASI:

1. Tarkista aina oma avustusasento.
2. Käytä apuvälineitä.
3. Anna aikaa avustettavan tehdä itse.
4. Vältä voimankäyttöä – ohjaa sanallisesti: käskyttäminen, painonsiirrot ja vartalon heilautukset.
5. Muista, mihin kiinnität huomion kävelemisessä.
6. Muista toimintaohjeet kävelyn jumittuessa (ns. on off-tilanteessa) tai vauhdin kiihtyessä liikaa.

TARKISTA JOKA KERTA

1. Oma avustusasento:
- selän lihastyö tehdään reisilihaksilla,
- ollaan lähellä avustettavaa,
- otetaan tukea sängystä tms. polvella.

2. Apuväline ja esteetön kulkutie aina kun mahdollista: tukikaiteita, talutusvyö

3. Teitä on aina kaksi: Sinä ja avustettava:
- Kerro selkeästi, mitä, missä, milloin ja miten avustettava valmistautuu, mihin keskittyy.

Kolme konstia välttää turhaa voimankäyttöä

esim. pyörätuoliin siirtymisessä. Käsipäivää-ote riittää aluksi istumasta ylösnousun avuksi, sitten siirtovyö jne.

1. Käytä ns. ulkoista käskyttämistä

- esim. liikkeellelähdön rytmittämistä kuulon, näön tai tunnon avulla: komento "vasen", oikea" jne.
- askelluksen jatkumiseksi, kuvittele yliastuttava este – jalan nosto tehostuu;
- liikutettavan raajan tai kehonosan taputus tai keinutus.

2. Painonsiirtoja ja liikesuorituksen osittamista - vähentävät voiman tarvetta

- esim. askel oikealla ja paino siirtyy oikealle jalalle -> vasen jalka vapautuu ottamaan askeleen.
- Ns. pakarakävelyn avulla avustettava ohjataan siirtymään tuolin reunalle, josta sitten ohjauksella ja pienellä avustuksella liikkeelle.
- Pakarakävelyssä keinutetaan painoa pakaralta toiselle ja samalla siirretään "kevyempi" alaraaja ja lantio eteenpäin.

3. Vartalon heilautukset ja vauhti keventävät painonsiirtoja

- esim. istumasta ylös noustessa;
- lattialta ylös avustettaessa ensin istuma-asentoon, siitä konttausasentoon ja
- toispolvi-seisonnan kautta avustettuna ylös.

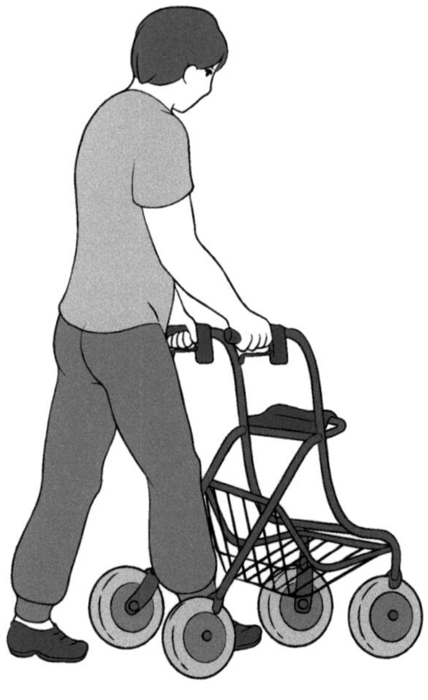

MENEEKÖ KÄVELY OIKEIN

1. Oikaise ryhti ja katse eteenpäin!

2. Siirrä paino vuorotelleen jalalta toiselle. Paino ns. tukija-lalla, jolloin vapaa jalka voi heilahtaa eteenpäin.

3. Askeltava jalka kantapää edellä maahan ja

4. Päkiällä työnnetään askeleeseen pituutta.

Harjoita ryhtijumppaa, vartalon kiertoliikkeitä, ja alaraajojen venyttelyä

> Ks. kuvia kohdasta liikkuminen: rollaattorikävely, tuoliin istuminen ja ylösnousu, lattialta ylösnousu, vuoteeseen meno jne.

KUN KÄVELY JUMITTUU TAI VAUHTI KIIHTYY

1. Rauhoita tilanne ja pysähdy; kuvittele astuvasi viivan yli, keinuttele itseäsi ja marssi paikallasi, aloita alusta ja rytmitä askellus.

2. Kääntyminen onnistuu, kun teet laajan käännöksen ottamalla monia askelia.

3. Vähennä vauhtia tukeutumalla esim. seinään tai avus-tajaan ja rytmitä askellus uudelleen: yksi-kaksi – yksi-kaksi.

PESEYTYMINEN

1. peseydy istuen,

2. kerää pesuvälineet lähellesi,

3. hanki apuvälineitä:
   - suihkutuoli tai seinään laitettava suihkuistuin,
   - tukikaide, tukikahvat,
   - pitkävartinen harja ja pesin / pesulappu,
   - WC-paperipyyhin-apuväline,
   - liukuestematto *> ks. esim. www.avux.fi*

PUKEUTUMINEN

- Valitse helposti puettavat vaatteet: ulkoiluvaatteet liukasvuorisia, väljät, joustavat su-kat, isonappiset puserot,

- Käytä apuvälineitä: jalkarenki kenkien riisumiseen, kenkälusikka, kenkiin joustavat nauhat, joita ei tarvitse solmia, sukanvetolaite, nappikoukku jne.
  > *ks. esim. www.avux.fi*

LÄÄKKEIDEN OTTO

- muistamista helpottaa lääkkeiden jakaminen lääkedosettiin eli viikkoannostelijaan; joissakin on merkkiääni muistuttamassa lääkkeenoton ajankohdan (voi kytkeä myös puhelimeen)

- ota lääkkeesi säännöllisin välein, jotta veressä on koko ajan tasaisesti lääkeainetta (dopamiini-välittäjäainetta)

- muita apuvälineitä: lääkepurkin avaamiseen purkinavaaja, tabletinpuolittaja puolitta-miseen
  > *ks. esim. http://www.nettiterveysapteekki /testi-ja-tarvike-laakeannostelu*

RUOKAILU

- liukuestemuovi lautasen alle estämään lautasen liikkuminen tai putoaminen

- reunuslautanen tai irrallinen lautasen reunus helpottaa ruuan saamista lusikkaan jne.

- juomista helpottamaan pilli, kaksikorvainen muki, toisesta reunastaan koverrettu muki

- puheterapeutilta ohjeita nielemisongelmiin

- näitä saa terveyskeskuksen apuvälinelainaamosta tai ostamalla oma, esim.
  www.respecta/kodinhoito/ruokailu

» *Lue lisää:*
www.parkinson.fi/oppaat ja videot

MUISTISAIRAUTTA SAIRASTAVAT

Miten muisti toimii?

Tunteet, kyky ajatella, puhua, oppia ja muistaa tekevät meistä inhimillisiä ihmisiä. Aivot ovat em. ominaisuuksien keskus, eräänlainen hermokeskus, joka säätelee kaikkia ihmiselimistön toimintoja. Aivokudos muodostuu hermosoluista, aivosoluista. Ne liittyvät toisiinsa hermoliitosten välityksessä muodostaen hermoverkkoja, joita pitkin sisäelimistä ja ulkomaailmasta tuleva tieto siirtyy sähköisinä ärsykkeinä. Tämän ansiosta ihmisen tietoinen eli tahdonalainen toiminta on mahdollista, esim. voin liikuttaa kättä, kävellä ja puhua. Aivokudoksessa on eri toiminnoille omat alueensa, joiden solut huolehtivat aistien välityksellä ympäristöstä saatujen ärsykkeiden tulkinnasta eli antavat mielen aistihavainnoille, esim. näen puun. Takaraivossa sijaitsevassa "näkökeskuksessa" olevien hermosolujen ansiosta silmän kautta tulevat valoaallot tulkitaan ja voimme kertoa, mitä näemme. ts. vihaisen miehen tms. Samalla periaatteella toimivat esim. "kuulo-, liike- ja puhekeskus". Tunteiden muodostuminen tapahtuu tietyssä osassa aivokudosta, samoin ajattelutoiminnot, oppiminen ja asioiden ja tapahtumien mieleen painaminen. Kokemukset tapahtumista, opitut tiedot ja taidot sekä tunnemuistot tapahtumista voidaan palauttaa mieliin "muistikeskuksesta". Kaikki tapahtunut, nähty, kuultu ja koettu säilyy läpi elämän.

Muisti ei kuitenkaan toimi videokameran tai sanelukoneen lailla, vaan tallennamme asiat sellaisina kuin olemme ne tulkinneet ja liittäneet ne aikaisempaan tietoon. Jokainen tekee havaintoja ja tulkitsee tilanteet yksilöllisellä tavalla. Tämän takia esim. lapsuusajan tapahtumista saman perheen lapsilla saattaa olla erilaiset muistot. Muistamme parhaiten paljon tunnetta sisältäneet asiat ja tapahtumat. Omaan elämänkulkuun liittyvään muistiin tallentuu tietoa ja opittuja taitoja ja toimintatapoja sekä eri tilanteisiin liittyviä reaktiomalleja, esim. ennen nukkumaan menoa pitää olla lehmät lypsettynä, keittiö siivottuna jne. Muistot eivät ole pysyvää tosiasiatietoa, vaan muistot rakennetaan jokaisella muistelukerralla uudelleen, kun ne haetaan muistivarastosta. Muistikuvat voivat muuttua tämän uuden mieleen palauttamisen seurauksena.

Stressi, ympäristön häly, usean asian samanaikainen tekeminen ja unen puute heikentävät muistia kaikenikäisillä.

1. VERISUONIPERÄINEN MUISTISAIRAUS LIITTYY:

- aivojen verisuonten vaurioihin, esim. aivoverenvuoto, aivoinfarkti

- erilaisiin verenkiertohäiriöihin, joita aiheuttavat esim. kohonnut veren-paine, sepelvaltimotauti, sydänin-farkti ja diabetes

2. AIVOSOLUJEN VAURIOITUMISESTA, TUHOUTUMISESTA JA HERMOVERKKOJEN KATKEAMISESTA SEURAA:

henkisten kykyjen vaikeutumista, kuten

- uuden oppimisen ja mieleen painamisen vaikeutumista, esim. uudet nimet ja sovitut asiat unohtuvat, käyttöesineet ovat hukassa,

lähimuistin heikkenemistä; tapahtumat menevät sekaisin jne.

kielellisiä häiriöitä:
- sanojen löytämisen vaikeus, sanojen ymmärtämisen ja muistamisen vaikeus,

kätevyyden heikkenemistä, esim. parranajon ja pukeutumisen vaikeus,

tunnistamisen vaikeutta, esim. kasvoja on vaikea tunnistaa,

monimutkaisten älyllisten toimintojen heikkenemistä, esim.
- ohjeiden mukaan toimiminen ja vieraassa paikassa suunnistaminen vaikeutuvat,

muutoksia tunteiden ilmaisussa ja käyttäytymisessä:
- toistuvat kysymykset samasta asiasta, vaikeiden tilanteiden välttely, aloitekyvyttö-myys sekä ajan ja paikan taju heikkene,

persoonallisuuden muuttumista.

Muisti heikkenee iän myötä. Osa muistitoiminnoista (aistihavaintojen tekeminen – mieleen painaminen – mieleen palauttaminen) muuttuu hitaammaksi ja vähemmän tehokkaaksi.

TIETTYJEN AIVOALUEIDEN HERMOSOLUJEN ETENEVÄSTÄ JA PYSYVÄSTÄ VAURIOITUMISESTA JOHTUVIA MUISTISAIRAUKSIA OVAT:

- Azheimerin tauti,
- Levyn kappale-tauti ja otsalohkon rappeuma,
- Parkinsonin tauti

Suomessa on 193 000 muistisairasta, joista 100 000 on lievää muistisairautta.
Joka vuosi diagnosoidaan 145 000 uutta sairastunutta, joista 7 000 on työikäistä.

VAIKKA AIVOJA RAPPEUTTAVIA, ETENEVIÄ MUISTISAIRAUKSIA EI VOIDA PARANTAA, VOIDAAN

- tiedon ja tuen antamisella,
- hyvällä lääkehoidolla,
- terveellisillä elämäntavoilla ja
- mielekkään, omannäköisen elämän jatkamisella harrastuksineen ja huvituksineen läheisten tuella

SÄILYTTÄÄ JA LISÄTÄ SAIRASTUNEEN JA LÄHEISTEN ELÄMÄNLAATUA JA HYVINVOINTIA.

MUISTI KANNATTAA TUTKIA, KUN

- Unohtelu on selkeästi lisääntynyt tai olennaisesti muuttunut,
- Oma tai läheisen huoli muistista,
- Muistioire haittaa työtä tai arkiaskareita,
- Sovitut tapaamiset unohtuvat,
- Esineiden ja tavaroiden jatkuva etsiminen,
- Vaikeus löytää sanoja tai epäasianmukaisten sanojen käyttö,
- Vaikeus hoitaa taloudellisia asioita,
- Vaikeus ymmärtää kelloa,
- Vaikeus ymmärtää esineiden käyttötarkoitus,
- Mielialamuutokset, ahdistuneisuus, apaattisuus yhdessä lähimuistin heikkenemisen kanssa.

MUISTISAIRAUS TUO MUUTOKSIA ARKIPÄIVÄÄN

- muistihäiriöitä, jotka häiritsevät arkipäivää, omaehtoista selviytymistä,

- vaikeuksia selviytyä tutuista päivän askareista, esim. kahvin keittämisestä,

- hankaluuksia töiden suunnittelussa ja ongelmanratkaisussa: mistä ruuanlaitto aloitetaan, mitä tehdään ensin jne.

- hämmentymistä ajan ja paikan suhteen, ajoittaista "hukassa oloa",

- ongelmia hahmottamisessa, tavaroiden paikalleen laittamisessa ja löytämisessä, vaikka ne ovat näkyvillä,

- esineitä katoaa,

- vaikeuksia muistaa äsken tehtyjä asioita,

- arviointikyvyn heikkenemistä,

- vetäytymistä sosiaalisista aktiviteeteista ja töistä,

- mielialassa muutoksia, luonnekin saattaa muuttua,

- vaikeuksia puhumisessa; sanojen löytyminen hidasta

- vaikeuksia kirjoittamisessa, käsialan muutos ensimmäisenä.

KUN VUOROVAIKUTUS VAIKEUTUU,

- muutokset aivoissa muuttavat kykyä ilmaista itseään ja ymmärtää toisten puhetta
  > *ota avuksi ilmeet, eleet, äänensävy, kosketus,*

- puhe ja ymmärtämiskyky vähitellen sairauden edetessä katoavat
  > *halu olla muiden kanssa, läheisyys ja kontaktin tarve toisiin ihmiseen säilyy,*

- sanojen löytyminen hidastuu ja oma puhe unohtuu -> hämmennys hermostuttaa
  > *kuuntele, keskity, kertaa asioita ja muistelkaa yhdessä,*

- puhuminen vähenee
  > *juttele tässä ja nyt – asioista, eleet ja tavaroiden näyttäminen mukaan,*

- kommunikointi (viestiminen) muuttuu sanattomaksi
  > *herkisty lukemaan muistisairaan olemuskieltä: äänenpainoja, kosketuksen tapa,*
  > *ilmeet ja eleet, nauru ja toiminta,*
  > *mitä muistisairas niillä yrittää ilmaista.*

Muistisairaan ihmisen kohtaaminen

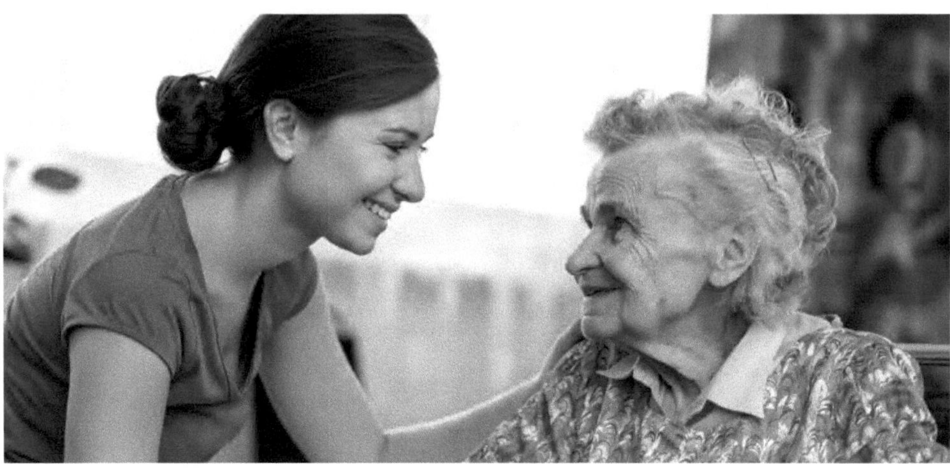

PYSÄHDY KOHTAAMAAN

Ole kiireetön ja aidosti läsnä:
- rauhoita mielesi,
- kodista huomiosi vain kumppaniisi: katso silmiin, kyykisty istuvan tasolle, ota kädestä ollen herkkä tuntemaan, haluaako hän sitä.
- puhuttele nimeltä normaalilla äänenpainolla,
- suuntaa puheesi suoraan hänelle!

Ole myönteinen:
- viestitä optimismia ja toivoa,
- hymyile ja
- käytä myönteisiä sanoja ja äänensävyä,
- tue onnistumista!

Ole tilanneherkkä ja joustava:
- "haistele" ilmapiiriä,
- lue ilmeitä ja eleitä,
- ole kärsivällinen ja
- valmis yllättäviin tilanteisiin,
- toimi luovasti!

Ole spontaani – kiinnostu ja välitä kohtaamastasi ihmisestä – sairaudesta ei tarvitse välittää, tietää!

Ole oma itsesi – älä suorita vuorovaikutusta tai piiloudu roolin taakse!

ODOTA JA ANNA AIKAA

- odota rauhassa, että kumppanisi saa ilmaistua asiansa,
- anna aikaa miettiä ja vastata,
- älä arvaile, keskeytä tai korjaa.
- älä tee epuolesta

YRITÄ YMMÄRTÄÄ KUMPPANIASI

- perehdy hänen elämänhistoriaan ja
- menneisiin kokemuksiinsa,
- eläydy ja vastaa hänen tunteisiinsa,
- lue kasvojen ilmeitä.

KEINOJA YHTEISELON ONNISTUMISEEN

- käytä normaalia puheääntä, samaa kuin muillekin,
- puhu rauhallisesti hänelle puheesi osoittaen,
- käytä tuttuja arkipäivän sanoja,
- käytä lyhyitä lauseita,
- puhu vain yksi asia kerrallaan ja
- esitä vain yksi vaihtoehto kerrallaan ja
- anna aikaa vastata

KERRO MYÖNTEISESTI, MITÄ HALUAT HÄNEN TEKEVÄN:

1. "laita kupit pöytään",

2. ilmaise täsmällisesti:
   > "nyt puetaan,
   > ota lusikka käteen,
   > lähdetään nyt mökille",

3. paloittele pitemmät toimintaohjeet:
   > yksi ohje kerrallaan.

KIELLOT JA KIELTOLAUSEET VIEVÄT KIELTEISEEN OLOTILAAN JA MIELIPAHAAN,

- myönteiset ohjeet kannustavat toimintaan.
- kysy suoria kysymyksiä:
  > "otatko kahvia?"
- yksinkertaiset vaihtoehdot lisäävät hallinnan tunnetta.

EPÄSUORAT ILMAISUT, KUTEN

> "tuo",
> "se",
> "silloin kesällä"

HERMOSTUTTAVAT JA AIHEUTTAVAT HÄMMENNYSTÄ, HALLINNAN MENETYSTÄ.

JOS LÄHIYMPÄRISTÖ TAI ESINEET AHDISTAA,

- vie toiseen paikkaan tai poista esineet;
- esim. peili ahdistaa, kun ei tunne itseään.

JOS VUOROPUHELU JUMITTUUU,

ilmaise asiasi toisella tavalla,

toista vain kerran, jos Sinusta tuntuu, ettei kumppanisi ymmärtänyt,

lopeta tilanne tai

ohjaa huomio muualle
- jos tunnelma menee alavireiseksi,
- jos olet itse hermostunut,

palaa asiaan myöhemmin,
- ota syy tapahtuneesta itsellesi ja pyydä anteeksi

Muista: Sinun ei tarvitse olla täydellinen, voit epäonnistua ja aloittaa alusta – kumppanisi ei ehkä muista puhettasi.

TUNNELMA ON TÄRKEINTÄ!

Kertaus:

Viisi osaavan kumppanuuden elementtiä:

1. läsnäolo,
2. odottaminen,
3. vastaaminen,
4. ilmaisun mukauttaminen ja
5. tarkistaminen.

» *LUE LISÄÄ:*
» *https://papunet.net/sites/papunet.net/ files/materiaalia/Julkaisut/Kohdaten% 20NETTI.pdf*

Kun arki tökkii

MUISTA AVUSTAESSASI:

- varataan aikaa tehdä itse,
- hienovarainen ohjaus,
- hoputtaminen jumittaa,
- kömmähdykset huomiotta!

KUN RUOKAILU EI SUJU,

1. syödään yhdessä yhtä aikaa, kuten aikaisemmin,
2. avustettava syö itse mahdollisimman pitkään,
3. "sotku" on toissijaista, selviytymisen kokemus ensisijaista,
4. ruokaliina suojaksi: kiinnitys aikuisten tapaan,
   - vain yksi ruokalaji kerrallaan,
   - yksiväriset lautaset: ruoka erottuu,
   - apuvälineitä avuksi: reunalliset lautaset, tasapohjainen muki tai nokkamuki,
5. valmiiksi paloittelu vasta, kun nieleminen vaikeutuu.

KUN VESSA ON HUKASSA

- merkitään ovi selkeästi kirjaimin tai kuvin,
- ovi raollaan yöllä ja valot päälle,
- apuvälineitä: ohjelaput seinällä, WC-istuimen väri erottuu ympäristöstä hahmottamisen helpottamiseksi, pöntön koroke,
- muistutetaan huomaamattomasti sopivin väliajoin.

WC-VAHINKOJEN EHKÄISEMISEKSI

1. säännölliset wc-käynnit – myös yöllä,
   > apukeinona muistilappu tai kello soimassa muistuttamassa,
2. wc:hen opastaessasi käytä muistisairaalle tuttua kieltä,
3. huolehdi vatsan toiminnan säännöllisyydestä ja ohjaa silloin WC:hen,
4. huomaa merkit wc-tarpeesta, esim. levoton liikehdintä, housujen hypistely,
5. vältä runsasta juomista yöllä.

KUN PESUT EIVÄT KIINNOSTA

- avustaja samaa sukupuolta,
- hienotunteinen avustaminen ja unohtuneista alueista muistuttaminen,
  > yksilöllinen pesuajankohta: illan virkku – aamun torkku,
- saunassa: heti valmis-kiuas, pesuvadit ja saunavasta siihen tottuneelle,
  > lämmin suihkutila,
- saunassa matalat lauteet ja kaiteet,
-
- apuvälineet turvallisuutta lisäämään: suihkuistuin, tukikaiteet turvana,
- peseytyminen rauhassa tutuilla pesuaineilla,
- lopuksi huolellinen kuivaus,
  > ihon kunnon tarkkailu ja ihon rasvaus,
- lähtö jonnekin hyvä syy peseytyä,
- pesut ja kauneudenhoito yhteen.

OSAPESUT TILANTEEN MUKAAN:

- hiusten pesu ja kampaus eri aikaan,
- suu ja hampaat, kasvot ja alapesu päivittäin,
- parran ajo yksilöllisesti,
- jalkojen hoito ja kynsien leikkaus kerran kuussa,
- kasvot ja intiimialueet mieluiten avustettava itse.

KUN PUKEUTUMINEN TAKKUAA

- lähtökohtana ajatus: "kaikki jatkuu entiseen malliin",
- valitaan vaatteet ja kengät, jotka avustettavalle tuttuja, mieleisiä, helposti puettavia,
  esillä kausivaatteet kerrallaan.

Itsenäistä pukeutumista helpottaa:
- vaatteet esille pukemisjärjestyksessä,
- yhdellä pukeutumiskerralla tarvittavat kerrallaan,
- ylimääräiset vaatteet pois kerrospukeutumisen välttämiseksi,
- nappien ja kengännauhojen sijasta tarrakiinnitys,
- edestä kiinnitettävät rintaliivit.

Muistaminen edellyttää tarkkaavaisuutta ja keskittymistä.
Liikunta, harrastukset, monipuoliset ihmissuhteet ja erilaiset muistamisen
taitoa kehittävät muisti- ja opiskelutekniikat ovat hyödyllisiä kaikenikäisille.

LIIKKUMINEN

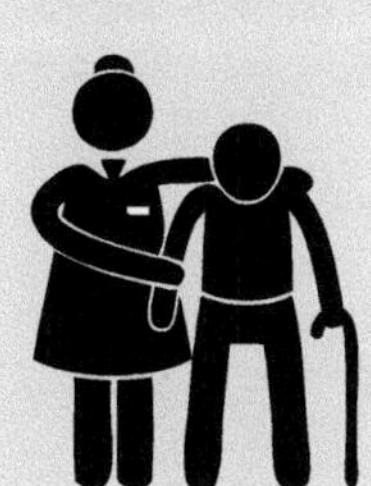

- varaa tarvittavat apuvälineet: rollaattori, keppi, pyörätauoli,
- hyvät ja turvalliset jalkineet sekä sisällä että ulkona,
- järjestä asunnon huonekaluja – esteetön kulkureitti
  ruokapöytään, vessaan, pesulle jne.
- riittävä valaistus päivällä ja yöllä,
- tavarat omilla paikoillaan.

LIIKKUMISTA VOI LISÄTÄ HYÖTYLIIKUNNAN AVULLA

- siirtyminen ruokapöytään, wc-reissut,
- roskapussin vienti, postilaatikolla käynti,
- tuolijumppa, tanssi.

ENTISET HARRASTUKSET JATKUKOON

- kotityöt, pihatyöt, puutarhan hoito, halonhakkuu,
- lempiohjelmat talteen ja katsellaan aina uudelleen,

- musiikki, laulaminen,
- lukeminen, lehtien selailu,

- sanaristikot, sudokut,
- käsityöt, puutyöt,
- lasten kanssa puuhailu.

MYÖS KODIN ULKOPUOLELLA NIIN KUIN ENNENKIN,

- kävely, pyöräily,
- kuntosali (ohjaajan kanssa ja toimintakyvyn mukaan),
- vierailut ystävien luo, tapaamiset,
- teatteri, konsertit, elokuvat,
- taidepiiri, käsityöpiiri, kerhot,
- retket, matkat (myös ulkomaille).

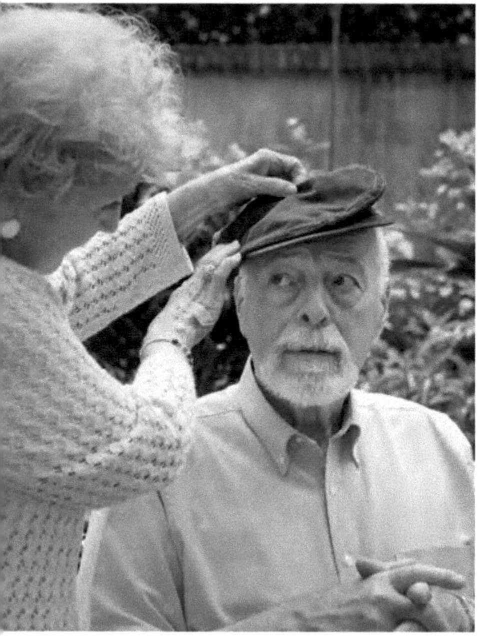

SEKSUAALISUUS MUUTTUU, MUTTA SÄILYY

- lähekkäin olemiseksi, silittelemiseksi, valokuvien katse-
luksi,

- sukupuolista itsetuntoa vaalitaan:
> hiusten laittaminen, meikkaaminen, korut, käsilaukku,
kauniisti pukeutuminen,
> itsenäinen parranajo, partavesi ja miehekäs pukeu-
tuminen,

- kun seksuaalinen sovinnaisuus unohtuu
> huomauta hienotunteisesti,
> ohita koko asia,
> kiinnitä huomio toisaalle,

- kiperissä tilanteissa auttaa:
> huumori,
> huomiotta jättäminen,
> huomaamaton silittely hartioista,
> asiallinen keskustelu.

MIELEKKYYTTÄ ARKIPÄIVÄÄN

1. **Anna muistisairaan tehdä kotitöitä niin paljon kuin hän haluaa,** mutta älä vaadi liikoja,

2. **Yksinkertaista tehtävät**, esim. vaatteet pinoon pukemisjärjestykseen; alusvaatteet ja sukat päälllmmäiseksi,

3. **Aloita homma ja pyydä häntä mukaan auttamaan**, esim. lempiruuan valmistuk-seen,

4. **Vaihda suosiolla toiseen tekemiseen**, esim. jos korttipeli ei suju, vaihda lautapeliin,

5. **Lisää arkipäivän toistuviin askareisiin lisämausteita**, esim. pesuilla tuoksuja, muoti ja lempiväri keskusteluun pukeutumisen yhteydessä.

Lähteet:
» *www.muistiliitto.fi,*
www.muistiasiantuntijat ry

NÄKÖVAMMAISET

Suomessa on 55 000 näkövammaista, joista 74 % heikkonäköisiä ja loput sokeita. Silmälääkäri tekee määrityksen näkövammaisuudesta näöntarkkuuden perusteella (silmälaseilla heikompi kuin 0,3) ja näkökentän supistumisen perusteella. Herkkonäköisyys voi vaihdella: jotkut lukevat silmälaseilla, mutta eivät näe ympäristöä tai päinvastoin: joku pystyy liikkumaan ilman valkoista keppiä, muttei pysty lukemaan. Heikkonäköinen voi pystyä liikkumaan ulkona, vaikka lukeminen on vaikeaa. Joku näkee vain sentin kanttiinsa ja muu osa jää usvan peittoon. Joku taas näkee kaiken keltaisena. Toiminnallisesti sokeaksi sanotaan ihmistä, joka ei pysty suunnistamaan vieraassa ympäristössä, mutta saattaa pystyä lukemaan erityisapuvälinein, kuten lukutelevision avulla.

Silmänpohjarappeuma ja leikkauksella parannettava silmänpainetauti eli viherkaihi ovat yleisimpiä näkövammaisuuden syitä. Muita näkövamman aiheuttajia ovat diabeteksen aiheuttamat silmänpohjamuutokset ja perinnönnölliset silmänpohjan rappeumia aiheuttavat sairaudet, työtapatuemat ja synnynnäiset kehityshäiriöt. Kaihin = harmaakaihin aiheuttama mykiön samentuma voidaan korjata leikkauksella, joten sen aiheuttaman näkövammaisuus on Suomessa vähäistä.

MISTÄ TUNNISTAT NÄKÖVAMMAISEN?

- valkoisesta näkövammaisen kepistä,
- pyöreästä näkövammaismerkistä (sinisellä pohjalla valkoisella kävelijä, jolla valkoinen keppi),
- opaskoirasta.

KUN KOHTAAT NÄKÖVAMMAISEN

- kysy, tarvitseeko hän apua: voinko auttaa? tarvitsetko apua?

- kosketa käsivarteen väkijoukossa, että hän tietää hänelle puhuttavan,
- tervehdi ja sano nimesi, tuttua näkövammaista suoraan nimellä,
- kerro myös poistumisesi, jotta hän tietää Sinun lähteneen,

- puhu tavallisella äänellä ja suoraan näkövammaiselle – älä avustajalle tai opaskoiralle.
- käytä täsmällisiä ilmauksia kuten oikealla, vasemmalla – älä tuolla, metsän reunassa jne.

Opastusotteet

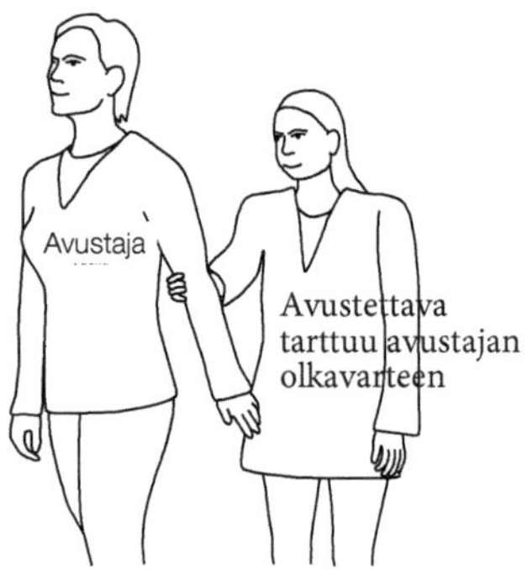

Opastusote, avustaja edellä

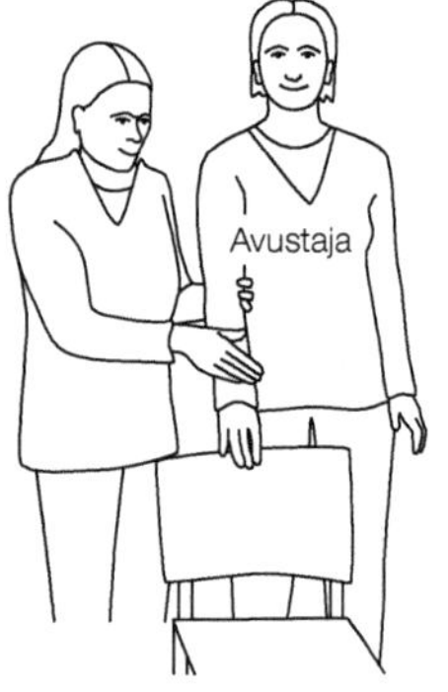

Tuoliin ohjaaminen

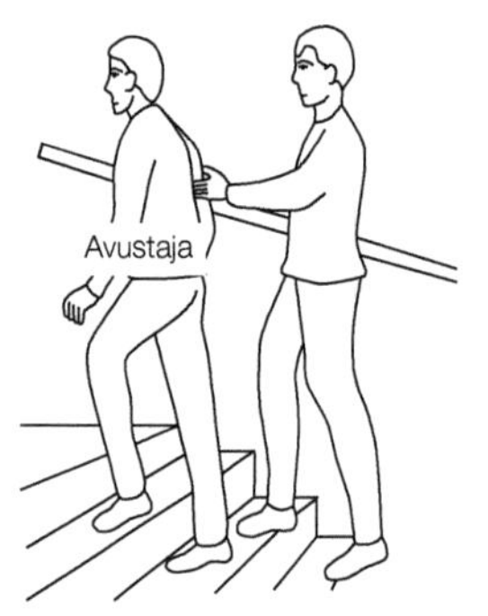

Portaissa

AVUSTAMISTILANTEITA SISÄLLÄ

ovesta mentäessä:
* näkövammainen saranan puolella,

vieraaseen huoneeseen tultaessa kuvaile ovella,
* mitä huoneessa näkyy oikealla, vasemmalla,
* mitä huoneessa olijat tekevät, jos ovat hiljaa,
* mistä huonetilasta kysymys: konttori, vastaan-ottoaula jne.

portaissa:
* kerro, että edessä portaat alaspäin,
* käsikaide vasemmalla,
* opastaja edellä,

teatterissa, jossa määrätty paikka hakea:
ahtaissa paikoissa pitäen sormista kiinni,
* opastaja edellä.

AVUSTAMISTILANTEITA ULKONA

* vilkkaan kadun ylitys,
* bussipysäkillä oikean bussin pysäyttäminen,
* juna-asemalla oikean raiteen varmistaminen,
* yllättävät olosuhteet tutulla reitillä (katutyö – kiertotie),
* raha-automaatti

> Näkövammainen asioi itse puhuvalla automaatilla, ks. http://www.nkl..fii/etusivu/esteettomyysratkaisut/

> Jos avustaja asioi, kerro antaessasi, mitä seteleitä annat järjestyksessä.

> Muista pitää tunnusluku salassa jonossa olevilta ja kaikilta sivullisilta.

RUOKAILLESSA KERRO,

- missä noutopöytä sijaitsee,
- missä järjestyksessä astiat ja ruokalajit ovat jne.,
- lautasella olevan ruuan kuvailuun voi käyttää kellotaulua: perunat kello yhdeksässä, salaatti kello kolmessa jne.

APUVÄLINEITÄ

- suurennuslasit,
- pistekirjoituksella varustettuja päivittäisen toiminnan apuvälineitä, esim. lääkedosetti,
- elektroniset suurennuslaitteet,
- äänikirjat, ääniesitys ja piste-esitys, robottiääni,
- valkoinen keppi liikkumiseen,
- tietotekniset apuvälineet, kuten tietokoneen ruudunlukuohjelma,
- sanelukoneet sekä
- opaskoira,
- lukutelevisiot, piste- ja isonäytöt.

TIESITKÖ, ETTÄ IÄN MYÖTÄ

- valon tarve lisääntyy ja hämärässä näkeminen vaikeutuu,
- värien näkeminen ja kontrastien erottaminen heikkenevät sekä
- näkökenttä kaventuu > tasapaino-, suunnistautumis- ja liikkumisvaikeuksia.

TEHTÄVIÄ:

1. *Harjoittele näkövammaisen ohjaamista portaissa ja ruokapöytään.*
2. *Avustettavasi ei näe lukea sanomalehteä eikä pysty käyttämään tavanomaista tietokonetta heikkonäköisyytensä vuoksi. Selvitä,*
   a) *millaisia apuvälineitä hänen on mahdollista saada ja*
   b) *mistä ja miten hän saa niitä. (http://www.nkl.f)*

LUE LISÄÄ näkövammaisen kodista ja apuvälineistä osoitteesta:
https://www.nkl.fi/fi/arki-koti-ja-apuvalineet

KUULOVAMMAISET

Mistä kuulovammaisuudessa on kyse?

Normaali korvan toiminta mahdollistaa ympäristön äänien kuulemisen. Korvalehti kerää ääniaallot korvakäytävään. Siitä ne kulkeutuvat tärykalvon värähtelynä pään sisään välikorvan kuuloluihin vasaraan, alasimeen ja jalustaan. Ne vah-vistavat äänivärähtelyn. Kuuloluiden kautta äänivärähtelyt siirtyvät sisäkorvan kuulosimpukkaan, jossa ovat varsinaiset aistinsolut. Niistä lähtevät hermosäikeet muodostavat kuulohermon. Se kuljettaa ääniärsykkeet sähköisinä impulsseina aivoihin kuulokeskukseen, jossa ääni tulkitaan puheeksi tai musiikiksi yms.

Vauriot ja sairaudet korvan eri osissa voivat aiheuttaa kuulovamman. Yleisimpiä ovat johtumis- eli välikorvan viat ja sisäkorvaperäiset viat. Kuulokoje on tarpeen, jos kuulo on molemmissa korvissa alentunut 30 dB (desibelin) tienoille tai enemmän. Tärykalvon ja kuuloluiden vioissa äänivärähtelyn vahvistus ei toimi ja puhe kuuluu heikosti. Tällöin tarvitaan ns. luujohtokuulokoje. Jos taas sisäkorvan simpukan aistinsoluissa ja hermoradoissa on jotain vikaa, tiedonkulku aivojen kuulokeskukseen jää vajaaksi. Tällöin voidaan asentaa ns. sisäkorvaistu-tekuulokoje.

Jos kuulo on alentunut vain toisessa korvassa, yhdellä korvallakin pärjää. Puheen erotuskyky kuitenkin alentuu pienessäkin melussa. Tällöin joutuu ottamaan tueksi huuliltalukua (eli huulioluku). Myös puheen tulosuunnan arviointi vaikeutuu. Istumapaikan valinnalla selviytyy jonkin aikaa. Jos kuulokojeenkaan avulla ei saa selvää puheen sisällöstä, käytetään nimitystä kuuro. Jos on syntymästään saakka kuuro, ei opi puhumaan ympäristön käyttämää kieltä. Kuurolta puuttuu kuulon lisäksi kyky tuottaa puhetta sekä ymmärtää ja tuottaa suomenkieltä. Äidinkielikin eli viittomakieli pitää opettaa erityismenetelmin.

KÄSITE KUULOVAMMAINEN TARKOITTAA:

- **huonokuuloisia,** joilla on kuulo alentunut ja , jotka käyttävät kuulokojetta ja puhekieltä
- **kuuroutuneita**, jotka ovat menettäneet kuulonsa puheen oppimisen jälkeen. Heille puheen ymmärtäminen on vaikeaa, minkä vuoksi he turvautuvat huuliolukuun, viitottuun puheeseen tai viittomakieleen,
- **kuuroja**, jotka ovat syntymästään kuuroja tai ovat menettäneet kuulon ennen puheen oppimista. Äidinkieli on viittomakieli.

Suomessa on 740 000 kuulovammaista. Kuulokojeesta on apua 85 prosentille huonokuuloisista. Kuulovammaiset eivät erotu väkijoukossa. Kuulemisen vaikeus tulee esille vasta keskustellessa. Meille syntyy vuosittain 50-60 vaikeasti huonokuuloista lasta.

KUULOVAMMAISUUS ILMENEE VAIKEUTENA

1. saada yhteiskunnan normaaleja palveluja ilman viittomakielen tulkin apua esim. terveyskeskuksessa, sosiaalivirastossa, oikeudessa,

2. käyttää puhelimitse tarjottuja palveluja ilman avustajaa,

3. saada tietoa tapahtumista ja etuisuuksista, yhteiskunnallisista uudistuksista, koska
   - radio ei palvele kuuroja mitenkään,
   - televisiosta ymmärtää vain tekstitetyt ohjelmat ja ulkomaiset sarjafilmit,
   - sanoma- ja aikakauslehtien kieli on usein liian vaikeaa ymmärtää,
   - kirjojen kieli on liian monimutkaista ja vaikeaa.

4. osallistua ihmisten väliseen kanssakäymiseen (kouluissa, työpaikoilla, suuressa seurassa),

5. osallistua normaaliin koulutukseen esim. työpaikoilla,

6. osallistua esim. eri järjestöjen tilaisuuksiin,

7. ilmaista itseään kirjallisesti, koska kuurolle suomenkieli on vieras kieli.

Viittomakielentaitoinen avustaja, tulkki, mahdollistaa kuuron tiedonsaannin ja normaalin osallistumisen.

KUULO KANNATTAA TUTKIA, KUN

- keskustelussa sanoista on vaikea saada selvää,

- on vaikeuksia seurata usean henkilön keskustelua,

- on lisättävä television tai radion äänenvoimakkuutta,

- ei kuule puhelimen tai ovikellon normaalia ääntä,

- asiointi pankissa, kaupassa jne. vaikeutuu,

- korva soi tai on muutoin tukkoisen tuntoinen.

Kuulokojeiden päätyypit:

- korvan sisällä olevat kojeet eli korvakäytäväkojeet
- korvantauskojeet
- silmälasikojeet
- taskukojeet

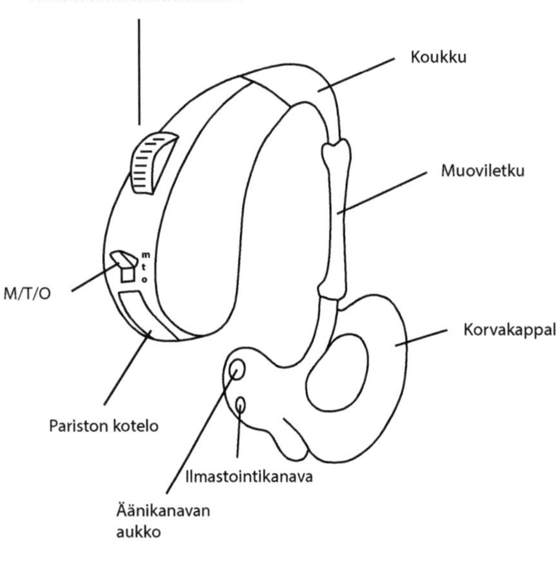

Korvantauskoje

KORVANTAUSKOJEEN RAKENNE (KS. KUVAA)

Kojeosa sisältää mikrofonin, kuulok-keen ja vahvistimen, virranlähteenä on paristo, nyk. myös ladattavia

- Virtakytkimen kolme asentoa:
  - M => tavanomainen käyttöasento,
  - T=> käytetään puhelimen, television ja radion kuuntelussa,
  - kun tilassa on asennettuna ns. induktiosilmukka- vahvistin,
  - niin ympäristön hälyt ei häiritse, (ks. seuraavalla sivun merkki)
  - O=> virta pois.

Kojeosasta ääni johdetaan pienen letkun kautta korvakappaleeseen, josta ääniaallot etenevät vahvistettuina sisäkorvaan.

KORVANTAUSKOJEEN PUHDISTUS:

1. puhdista korvakappale päivittäin
2. pyyhi se pehmeällä, kuivalla kankaalla ja tarkista, että ääniaukko ei ole tukossa
3. pese korvakappale noin kerran viikossa
4. vaihda väliletku kerran kuukaudessa

JOS KUULOKOJE EI TOIMI, TARKISTA,

- että virtakytkin on oikeassa asennossa,
- äänen voimakkuuden säätö,
- että paristossa on virtaa,
- että paristo on kotelossaan oikein,
- että korvakappale on puhdas,
- ettei korvakappaleen letku tai koukku ole rikki.

Taskukoneessa, että

- korvakappale on kiinni kuulokojeessa,
- johto on hyvin kiinni sekä kojeessa että kuulokkeessa,
- johto ei ole poikki (ääni katkeilee, kun johto on rikki).

Taskukoje/kuulolaite pidetään taskussa. Ääni johdetaan korvaan korvakappaleen ja johdon kautta. Säädöt ovat suurempikokoisia kuin korvakäytäväkojeessa, ks. kuva.

Kommunikaattorissa on pöydällä tai kädessä pidettävä äänen vahvistin ja korvakuulokkeet. Sopii vanhuksille ja satunnaiseen käyttöön.

Korvakäytäväkojeessa kojeosa sijoitetaan korvakäytävään korvasta otetun mallin mukaiseen kuorikkoon. Pienen koon vuoksi käyttö edellyttää hyvää näköä ja sorminäppäryyttä.
Puhdista kojeeseen kertynyt vaha päivittäin. Käytä pehmeää, kuivaa kangasta. Vesi ja puhdistusaineet voivat vahingoittaa kojeen elektronisia osia.

Sisäkorvaistute on vaikeasti kuulovammaisten ja kuurojen apuväline. Koje on sähköinen kuulokoje, jonka sisäiset osat kiinnitetään ihon alle kallonluuhun ja sisäkorvan simpukkaan.

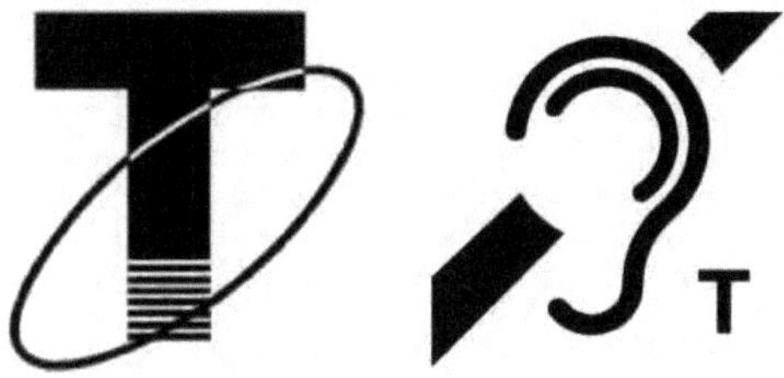

» *Induktiosilmukkajärjestelmä on esim. kirkoissa, teattereissa, juna-asemilla.*

Induktiosilmukan merkki.
Pohjoismaissa käytetty merkki on vasemmalla ja kansainvälinen merkki oikealla.
Lähde: www.kuuloliitto.fi

Induktiosilmukkajärjestelmä koostuu mikrofonista, vahvistimesta ja silmukkajohdosta. Ääni siirtyy sähkömagneettisen kentän välityksellä kuulokojeeseen, joka on T-asennossa. Järjestelmään voi liittää television, radion ja tietokoneen.

KUULOKOJEEN KANSSA KÄYTETTÄVIÄ APUVÄLINEITÄ:

- infrapunalaitteet ja erilaiset induktiosilmukat television ja radion kuunteluun,

- puhelinvahvistimet,

- häytinkeskus, ovikellon, puhelimen ja palovaroittimen hälytysäänille,

- täristinherätyskello,

- gsm-puhelin, teksti- ja kuvaviestit.

ILMAN KUULOKOJETTA KÄYTETTÄVIÄ APUVÄLINEITÄ:

- langattomat kuulokkeet radion tai television kuunteluun,

- akustinen ovikello,

- puhelimen lisäsoittokello,
- vahvistinpuhelin ja puhelimenvahvistimet,

- matalataajuinen palovaroitin.

MITEN KOMMUNIKOIDA KUULOVAMMAISEN KANSSA?

- *Kiinnitä keskustelukumppanisi huomio itseesi* esim. koskettamalla olkapäälle, taputtamalla pöytään tai kättä heilauttamalla.

- *Rauhoita keskustelutilanne:* taustamusiikki, tuulettimen tai pölynimurin surina, avoimesta ikkunasta tuleva häly yms. vahvistuvat kuulokojeessa kuten puhekin.

- *Pidä kasvosi näkyvissä ja kohti puhekaveriasi*, että hän näkee kasvosi. Näköyhteys on tärkeä, jotta hän saa tukea kuulemalleen huuliltaluvulla.

- *Puhu rauhallisesti ja selkeästi*, mutta ei yliartikuloiden. Lausu sanat kokonaisina nor-maalilla äänenpainolla nielaisematta päätteitä, mutta ei ylikorostaen.

- *Suun peittäminen* kädellä, sanomalchdellä tai kesken puhumisen pään kääntäminen katkaisevat näköyhteyden huulioon. Ylimääräinen nyökyttely taas estää huulion paikal-laan pysymisen, jolloin huuliolukeminen vaikeutuu.

- *Äänen korottaminen ja huutaminen* vääristää ja säröyttää äänesi, jolloin huonokuuloinen ei saa selvää puheestasi. Moni huonokuuloinen ja kuuro on herkistynyt melulle ja voi tuntea kipua korvassa.

- *Selosta ensin lyhyesti*, mistä aiheesta keskustelette.

- *Ilmeet ja eleet*, kohteen osoittelu ja kuvailu käsillä selventävät asiaa.

- *Kerro, mille naurat tai toiset nauravat.* Lyhyt kommentti naurun aiheesta selkiyttää ja auttaa hänet mukaan tunnelmaan.

- *Käytä mielikuvitustasi ja ole rohkea esittämään asiasi vaikka näytellen!*

KUULOVAMMAISEN KOMMUNIKOINTITAVAT

- huuliltaluku,
- kirjoitus esim. asiointitilanteessa,
- sormiaakkosviestintä (SAV) tukee huuliltalukua,
- viitottu puhe (apuna huuliltaluvulle,
- viittomakieli,
- viittominen kädestä käteen.

SIIS:

- käytä vain tavallisimpia sanoja,
- lyhyitä, selkeitä lauserakenteita, esim. juostessaan,
- vältä fraaseja, kuten voi paksusti, mä ja sää sekä sivistyssanoja, esim. konkreettinen.

TEHTÄVIÄ:

1. *Tutustu kuulolaitteisiin ja kuulolaitteen säätöihin: http://www.kuulo.fi/ kuulolaitteet, http://www.gnresound.fi/tuotteet/kuulokojeet*
2. *Lue lisää eri kommunikointimenetelmistä, kuten viittomakommunikaatiosta ja esine- ja kuvakommunikaatiosta esim. piktogrammit, blisskieli: www.papunet.fi*
3. *Selvitä:*
   a) *Mistä ja miten saa tulkkauspalvelua?*
   b) *Kenellä on siihen oikeus?*
   c) *Paljonko se maksaa vammaiselle?*
   d) *Milloin, minkälaissa tilanteissa tulkkia voi pyytää?*
4. *4. Avustettavasi tarvitsee kuulolaitteen, mihin otatte yhteyttä?*

Lähteenä käytetty pääasiassa www.kuuloliitto.fi ja kuva: www.terveyskyla.fi

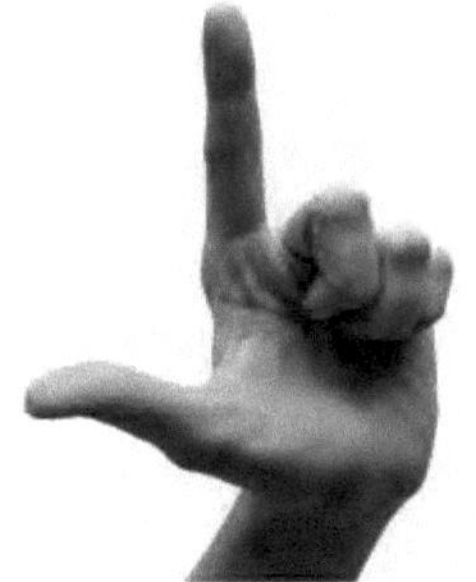 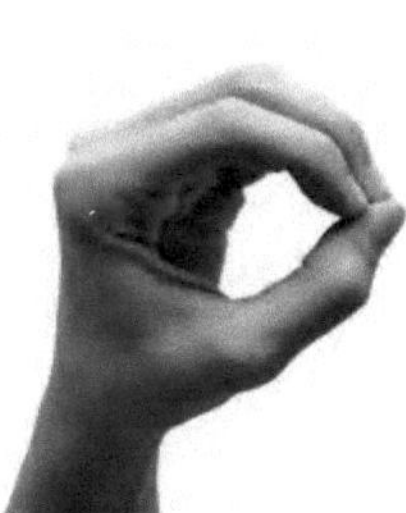 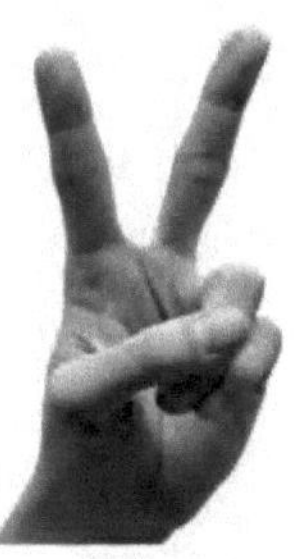 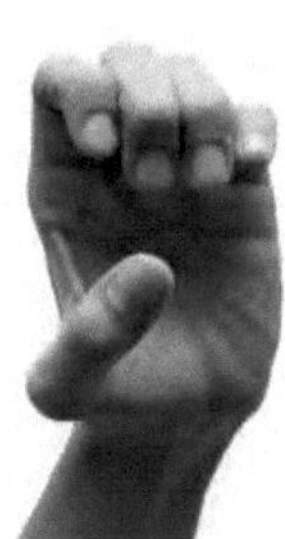

LIIKUNTAESTEISET

Erilaisissa avustamistehtävissä tuskin voi välttyä tilanteilta, joissa avustettaval-la on jonkinasteinen tuki- ja liikuntaelinten vammoista johtuva liikuntakyvyn rajoite. Liikuntakyky on keskeinen tekijä itsenäiseen arkielämään.

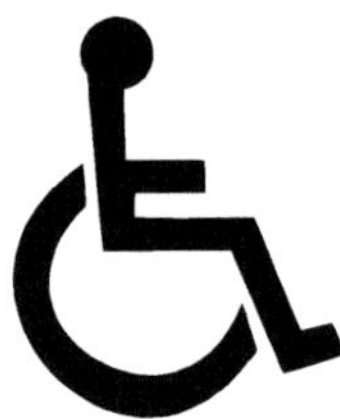

YLEISIMPIÄ SYITÄ LIIKKUMISKYVYN RAJOITTUNEISUUTEEN

1. tapaturmien seurauksena syntyvät selkäydinvammat, ja niistä aiheutuva toiminta- ja liikuntakyvyn eriasteinen menetys sekä kehon, virtsarakon, suolen ja sukupuolitoimintojen muuttuminen (riippuen vamman kohdasta selkärangassa),

2. polioviruksen aiheuttamat vauriot lihasten toimintaa säätelevissä aivojen hermosoluissa
> vastaavien lihasten halvaantuminen ja myöhemmin surkastuminen,

3. CP-vamma: sikiöaikaisen tai vastasyntyneisyysvaiheessa tapahtuneen aivojen kertavaurion aiheuttamat pysyvät liikkumisen, asennon ylläpitämisen ja arjen toimintojen vaikeudet mukaan lukien puheen vaikeudet,

4. aivojen vaurioituminen, jotka
   * syntyvät tapaturmaisesti päähän kohdistuvasta iskusta,
   * aiheutuvat aivokasvaimesta,
   * ovat seurausta aivojen verenkiertohäiriöistä, kuten toispuoleinen käden tai jalan halvaantuminen, näkö- ja puhehäiriöt, tasapainohäiriöt, *ks. www.aivoliitto.fi*

5. eräät harvinaiset tuki- ja liikuntaelinvammoiksi luettavat vammaisryhmät, joihin kuuluu vähemmän kuin 500 henkilöä.

PYÖRÄTUOLIN PUHDISTUS KOTIOLOISSA:

* istuintyyny pyyhitään kostealla siivouspyyhkeellä yleispuhdistusaineella,

* pesuohje tyynynpäällisessä, yleensä 40 asteen vesipesu,

* tukipyörien puhdistus ja rasvaus,

* hiusten ja langanpätkien poistaminen akselin ympäriltä.

Renkaiden ilmanpaineen tarkastus, suosituspaineet löytyvät renkaasta.

PYÖRÄTUOLIN KÄYTTÄJÄN AVUSTAMINEN

VALMISTELUT:

Kysy avustettavalta esim.
- miten tuoli toimii,
- miten hän haluaa tulla siirretyksi tuoliin ja pois,
- mitä toiveita hänellä on avustajan toiminnalle.

PYÖRÄTUOLIIN SIIRTÄMINEN:

Ennen siirtoa
- varmista pyörätuolin asento ja paikka siirron kannalta, käsinojan ja jalkatuen poisto tarvit-taessa, jarrujen lukitus jne.
- tarkista avustettavan käsien ja jalkojen asento, etteivät jää puristuksiin tms.
- tarkista vaatteet, etteivät tartu siirron aikana.

Siirron aikana
- kerro, miten aiot avustaa ja
- toimi avustettavan kanssa yhtäaikaisesti.

Siirron jälkeen,
- varmistu hyvästä asennosta,
- kiinnitä käsinoja, jalkatuki jne.

KULJETTAMINEN:

- kysy avustettavalta,
  > mihin mennään, millaista vauhtia työnnät, mitä tietä käytetään, missä pysähdytään jne.
- varmistu, että voit tarvittaessa nopeastikin pysäyttää tuolin,
- ylitä katu vain suojatietä tai liikennevaloissa,
- kerro aina edeltä käsin, mitä olet tekemässä, milloin käännyt, vedät jne.
- anna avustettavan itse asioida ja hoitaa keskustelu muiden kanssa.

Lue lisää: www.invalidiliitto.fi

Muista:

Sinun tehtävä on ensisijaisesti kuljettaa tuolia turvallisesti, kaikesta muusta päättää avustettava ja toimii itse.

PUHEVAMMAISET

Suomessa on noin 65 000 erilaisista puhevaikeuksista kärsivää ihmistä. Heistä noin puolet tarvitsee puhetta korvaavia apuvälineitä.

PUHEVAMMAISUUS TARKOITTAA IHMISTÄ,

- joka ei tule toimeen puheen avulla arjen vuorovaikutustilanteissa. Hänellä voi olla vaikeaa
- tuottaa puhetta tai
- ymmärtää puhetta. Joskus puhevaikeuksiin liittyy
- kirjoitus- ja lukemisvaikeuksia.

PUHEVAIKEUKSIEN TAUSTALLA VOI OLLA:

- puhe- ja ääntöelimistön toimimattomuus,
- vaikeus tuottaa ja ymmärtää kielellisiä ilmaisuja,
- aivojen kehityshäiriö.

PUHEVAIKEUKSIEN SYITÄ:

1. CP-vamma,
2. kehitysvamma,
3. autismi,
4. äkillinen tai etenevä neurologinen sairaus, esim. MS-tauti, ALS-tauti ja dementoivat sairaudet, kuten Alzheimerin tauti,
5. aivovammat

AFASIA TARKOITTAA

aivoveritulpan (aivoinfarktin) ja aivoverenvuodon aiheuttamaa aivojen vaurioitumista. ja siitä seuraavia kielellisiä vaikeuksia.

- puheen tuottamisen,
- puheen ymmärtämisen,
- lukemisen ja
- kirjoittamisen häiriöt.

HENKILÖT, JOILLA ON AFASIA:

- Ovat edelleen älykkäitä.
- Tietävät, mitä haluavat.
- Ovat pystyviä aikuisia.
- Voivat tehdä päätöksiä omista asioistaan.
- Afasia on kommunikoinnin ongelma, johon liittyy aina vähintään kaksi ihmistä.

AFASIA VAIKEUTTAA

- ajatusten vaihtoa ja keskustelua,
- vaikeuksia arjessa selviytymistä,
- oman elämän hallintaa ja
- sosiaalisten suhteiden solmimista.

PUHETTA TUKEVIA KEINOJA KOMMUNIKOIDA:

- eleet, ilmeet ja olemuskieli,
- piirtäminen ja kirjoittaminen,
- kuvien, valokuvien ja esimerkiksi kartan osoittaminen,
- kommunikaatiokansion kuvien tai sanojen osoittaminen
- puhelaitteet ja niiden kuvaohjelmat
- bliss-kieli ja viittomat

TUTUSTU *uusiin kommunikoinnin apuvälineisiin, esim. ääniproteesi ja puheäänen vahvistaminen*

. . . .

LUE LISÄÄ *puhevammaisuudesta ja kommunikointikeinoista: http://papunet.net, afasialiitto.fi, tikoteekki.fi*

TURVALLINEN KOTI

Suomessa sattuu joka vuosi reilut 800 000 tapaturmaa kotona ja vapaa-ajalla, lapsille ja nuorille, työikäisille ja vanhuksille. Niissä kuolee n. 2100 henkilöä.

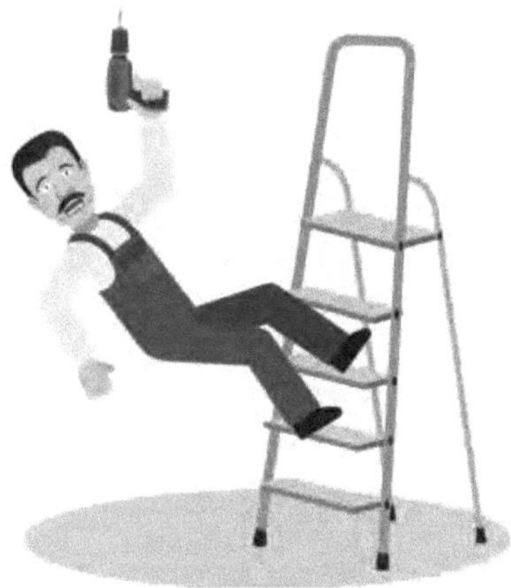

TAVALLISIMMAT TAPATURMAT KOTONA JA LÄHIPIIRISSÄ:

1. kaatumiset ja liukastumiset vanhoilla,
2. putoamiset lapsilla.

KAATUMINEN VOI JOHTUA

1. sisäisistä tekijöistä, kuten

- sairaudesta ja useiden lääkkeiden yhtäaikaisesta käytöstä,
- liikkumisvaikeuksista,
- huimauksesta, väsymyksestä ja
- heikentyneestä näöstä tai kuulosta tai
- alkoholista.

Tärkein ikäihmisten kaatumisten syy on heikko lihasvoima ja tasapaino.

2. ulkoisista asuinympäristöön liittyvistä tekijöistä, kuten

- liukkaat ja huonosti havaittavat portaat ja kynnykset,
- vähäinen valaistus ja
- liukas piha.

Huonot jalkineet ja kantamukset ja kiire ovat usein kaatumisen syynä.

Testaa kodin turvallisuus

Tarkista ikäihmisten

ETEISESTÄ

- Helposti avattava ulko-ovi esteettömät kulkuväylät ja käteen sopivia tukikaiteita ja -kahvoja,
- Riittävä yleisvalaistus, myös vaatekaapin sisälle,
- Tukeva, käsinojallinen tuoli,
- Taskulamppu on kätevästi saatavilla sähkökatkosten varalle.

KEITTIÖSTÄ:

Tulipalon varalta:

- Kuumaa liettä valvotaan.
- Helposti syttyvä materiaali, kuten talouspaperi, on kaukana liedestä.
- Liesituulettimen suodatinosa on puhdas.
- Leivänpaahtimen ja muiden keittiökoneiden töpseli irrote-taan käytön jälkeen
- Liedessä liesivahti, joka katkaisee automaattisesti virran ajan tai lämpötilan perusteella.
- Jääkaapin tausta imuroidaan säännöllisesti.
- Sammutuspeite on helposti saatavilla.

Putoamisen varalta: tukevat keittiötikkaat.

Vesivahingon varalta:

- Astianpesukoneen alla on vuotosuoja.
- Astianpesukonetta valvotaan sen ollessa päällä.

Sähkölaitteet ovat määräysten mukaisia, turvallisia (FI-merkki) ja kunnossa.

Sähkölaitteiden asennukseen ja korjaamiseen käytetään ammattilaista.

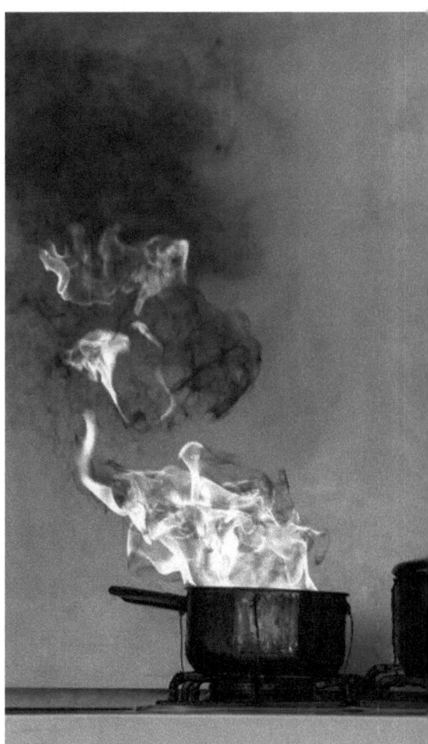

MAKUUHUONEESTA

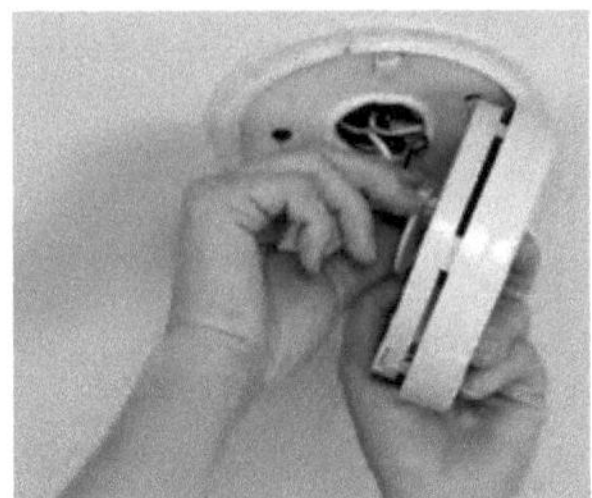

- Tukevat kalusteet,
- Vuode, josta helppo nousta ylös ja näkymä ulos,
- Palovaroitin on toimintakunnossa.
- Vuoteessa ei tupakoida.
- Tarvittaessa yövalo, esim. liiketunnistemella.

OLOHUONEESTA

Kaatumisen varalta

- Liukueste on kaikkien kodin mattojen alla ja kääntyneet maton kulmat ovat kiinni mattoteipillä.
- Tukevat kalusteet, joihin voi tukeutua.
- Tuoleissa käsinojat ja korkeutta riittävästi.

Tulipalon varalta:

- Kynttilät ovat tukevalla ja palamattomalla alustalla kaukana verhoista.
- Turvaväli tuikkukynttilöiden välillä vähintään 5 cm.
- Palavia kynttilöitä valvotaan.
- Tv:n päällä ei ole tavaraa eikä tv:n tuuletusaukkoja peitetty.
- Kuumenevat valaisimet riittävän kaukana verhoista.
- Kaukosäädin ja puhelin lähellä.

Käyttämättömät pistorasiat on suojattu suojatulpilla.

Takan edessä on kipinäsuojus.

Takan edusta on palamatonta materiaalia.

KYLPYHUONEESTA JA WC:STÄ

- Kylpyammeessa tai suihkutilassa on liukueste tai kumimatto.
- Lattiat kuivataan niiden kastuttua tai lattialämmitys.
- Pesukone päällä vain valvottuina ja alla vuotosuoja.
- Kylpyammeeseen tai ämpäreihin ei lapsiperheissä jätetä vettä.
- Turvahanat, joista tulee sopivan lämmin vesi.
- Sovivan korkuinen wc-istuin tukikahvoilla.

SAUNASTA

- Vaatteita ei kuivateta saunassa.
- Ei kuivaustelineitä tai -koukkuja saunassa.
- Hyvät kaiteet ja tukevat portaat.
- Kiukaasta sammutetaan virta heti käytön jälkeen.
- Riittävä valaistus.

LASTEN ULOTTUMATTOMISSA

- **Lääkkeet ja kemikaalit ovat alkuperäispakkauksissa lukollisessa kaapissa.**
- Tulitikut ja sytyttimet ovat poissa lasten ulottuvilta.
- Pesuaineet, alkoholijuomat, tupakat ym. myrkylliset aineet ovat poissa lasten ulottuvilta.
- Terävät veitset säilytetään terä alaspäin.
- Paistinpannun kahva käännettynä pöydän suuntaisesti, ei ulospäin.

LUE LISÄÄ
www.kotitapaturma.fi,
www.ympäristö.fi, www.spek.fi

Muista:

- Sammutusvälineet ovat helposti saatavilla ja niiden käyttö hallussa.
- Palovaroittimet on asennettu kattoon ja varmistetusti käyttökunnossa.
- Kodissa on riittävä valaistus.

Lopuksi:

1. Ensiapuvälineet ovat esillä ja ensiaputaidot hallussa.

2. Sähkölaitteiden käyttöohjeet ovat tutut ja tallessa.

TURVALLISESTI PIHALLA

- Selkeä talonumerointi opastaa hälytysajoneuvo tarvittaessa paikalle.
- Helposti kuljettavat kulkuväylät ja portaikot.
- Hyvä ulkovalaistus.

- Talvella suoritetaan säännöllisesti lumen poisto ja hiekoitus pihalla.
- Lumet pudotetaan katolta ammattimaisesti, turvallisesti ja ajoissa.
- Katolla työskenneltäessä varmistetaan putoamisen varalta.

- Lasten leikkipaikka on suojassa liikenteeltä.
- Pihan leikkivälineet turvallisia ja tarkistetaan säännöllisesti.
- Trampoliinin ympärillä on turvaverkko. Vain yksi hyppii kerrallaan.

Lue lisää: www.kotitapaturma.fi , www.spek.fi/turvatieto

TEHTÄVIÄ

1. *Tutustu näkövammaisten turvalliseen kotiin osoitteessa www.nkl.fi*

2. *Tutustu ensiapuohjeisiin osoitteessa www.punainenristi.fi/ensiapuohjeet*

3. *Tutustu muistisairaan turvalliseen kotiin ja pihapiiriin soitteessa: muistiliitto.fi/muistisairaudet/muistiturvallinen ympäristö*

Näkyvästi esillä:

HÄTÄNUMERO	**112**
MYRKYTYSKESKUS	**0800 147 111**
LÄÄKÄRIPÄIVYSTYS	
TRVEYSASEMA	
OMA LÄÄKÄRI	

VAARALLISTEN KEMIKAALIEN VAROITUSMERKINNÄT

1. *Opettele tukes.fi – sivuilta uudet 1.6.2017 voimaan tulleet vaarallisten kemikaalien pakkauksissa olevat merkinnät*

2. *Tutustu: näkövammaisen turvalliseen kotiin osoitteessa www.nkl.fi näkövammaisen ja muistisairaan turvalliseen kotiin www.muistiliitto.fi*

3. *Testaa, onko nykyinen asuntosi turvallinen asua liikuntaesteisille? entä lapsille?*

4. *Tutustu ensiapuohjeisiin osoitteessa www.punainenristi.fi/ensiapuohjeet*

MYRKYLLINEN

HELPOSTI SYTTYVÄ

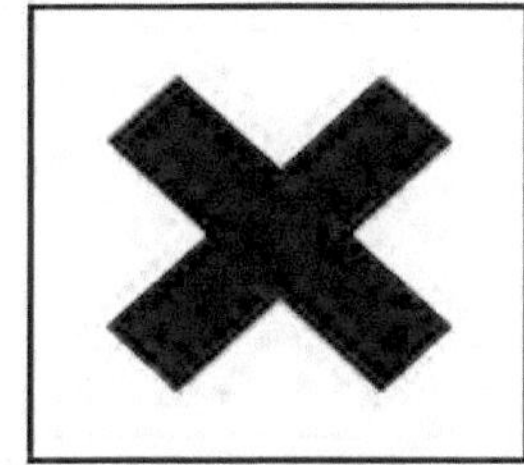

HAITALLINEN, ÄRSYTTÄVÄ

Ylläolevat merkit ovat vuodelta 2016. Selvitä, ovatko ne edelleen voimassa?

LÄHTEITÄ

- pääsääntöisesti merkitty lukujen loppuun:

Ajantasaiset lait: http://finlex.fi, kuten

- Laki sosiaalihuollon ammattihenkilöistä
- Laki terveydenhuollon ammattihenkilöistä
- Laki vammaisuuden perusteella järjestettävistä palveluista ja tukitoimista
- Vammaispalvelulaki
- Vanhuspalvelulaki
- Henkilötietolaki
- Työsopimuslaki

Potilas- ja vammaisjärjestöt, kuten:

- Afasialiitto ry
- Muistiliitto ry
- Invalidiliitto ry
- Näkövammaliitto ry,
- Kuuloliitto ry
- Parkinsonliitto ry
- CP-liitto ry
- www.papunet.fi (puhevammaisuudesta)

Ammattijärjestöt, kuten

- Heta-liitto,
- JHL,
- Kehitysvammaliitto,
- Super,
- www.asistentti-info.fi

Valtion virastot, kuten

- Lääkealan turvallisuus- ja kehittämiskeskus, www.fimea.fi
- Sosiaali- ja terveydenhuollon valvontavirasto, www.valvira.fi
- Sosiaali- ja terveysministeriö, www.stm.fi
- Terveyden- ja hyvinvoinnin laitos, www.thl.fi
- Työterveyslaitos, www.tyoterveyslaitos.fi

Oppikirjat, kuten

- Lähihoitajan käsikirja, 2018, Hovilainen-Kilpinen, Tuula; Oksanen Heli
- Hoitamalla hyvää oloa, 2018, Anttila, Kyllikki; Kaila-Mattila, Tuulikki; Kan Suvi; Puska, Riitta; Vihunen, Riitta
- Turvallisen lääkehoidon perusteet, 2015, Tokola, Eeva

Muita lähteitä mm.:

- www.respecta.fi,
- www.kotitapaturma.fi,
- www.ymparisto.fi,
- www.spek.fi ja
- www.terveyskyla.fi, jossa voit valita eri sairauksia ja kuntoutusta käsitteleviä taloja.